U0220459

国家科学技术部"十三五"国家重点研发计划项目共同推动

医用内窥镜评价体系的构建和应用研究(2017YFC0113500)

基于医疗"互联网＋"的国产创新医疗设备应用示范(2017YFC0114100)

微创肺段手术学

名誉主编　王天佑　张　逊　王长利　支修益

主　　编　胡　坚　高树庚　陈　椿　冯靖祎

副 主 编　包飞潮　汪路明　王　莺　张洁苹

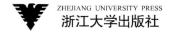

ZHEJIANG UNIVERSITY PRESS
浙江大学出版社

图书在版编目（CIP）数据

微创肺段手术学 / 胡坚等主编. -- 杭州: 浙江大
学出版社，2019.8
ISBN 978-7-308-19014-5

Ⅰ. ①微⋯ Ⅱ. ①胡⋯ Ⅲ. ①肺疾病－胸腔外科学
Ⅳ. ①R655.3

中国版本图书馆CIP数据核字（2019）第045588号

微创肺段手术学

胡　坚　高树庚　陈　椿　冯靖祎　主编

责任编辑	张　鸽　代小秋	
责任校对	季　峥	
封面设计	雷建军　黄晓意	
排　　版	杭州兴邦电子印务有限公司	
出版发行	浙江大学出版社	
	（杭州市天目山路148号　邮政编码310007）	
	（网址：http://www.zjupress.com）	
印　　刷	浙江海虹彩色印务有限公司	
开　　本	710 mm×1000 mm　1/16	
印　　张	15.75	
字　　数	258千	
版印次	2019年8月第1版　2019年8月第1次印刷	
书　　号	ISBN 978-7-308-19014-5	
定　　价	180.00元	

《微创肺段手术学》
编委会

名誉主编　王天佑　张　逊　王长利　支修益

主　　编　胡　坚　高树庚　陈　椿　冯靖祎

副 主 编　包飞潮　汪路明　王　莺　张洁苹

编者名单（按姓氏笔画排序）

　　　王　莺　浙江大学医学院附属第一医院　手术室

　　　王天佑　首都医科大学附属北京友谊医院　胸外科

　　　王长利　天津市肿瘤医院　肺部肿瘤部

　　　支修益　首都医科大学宣武医院　胸外科

　　　牛越群　浙江大学医学院附属第一医院　胸外科

　　　方礼逵　浙江大学医学院附属第一医院　胸外科

　　　石　岩　浙江大学医学院附属第一医院　胸外科

　　　包飞潮　浙江大学医学院附属第一医院　胸外科

　　　冯靖祎　浙江大学医学院附属第一医院　医学工程与物资部

　　　吕　望　浙江大学医学院附属第一医院　胸外科

　　　刘建阳　吉林省肿瘤医院　胸外科

　　　孙　静　浙江大学医学院附属第一医院　医学工程与物资部

　　　李　志　浙江大学医学院附属第一医院　放射科

　　　杨明磊　宁波市第二医院　胸外科

　　　何哲浩　浙江大学医学院附属第一医院　胸外科

　　　汪路明　浙江大学医学院附属第一医院　胸外科

　　　沈建飞　浙江省台州医院　胸外科

　　　张　逊　天津市胸科医院　胸外科

　　　张　翀　浙江大学医学院附属第一医院　胸外科

　　　张春芳　中南大学湘雅医院　胸外科

张洁苹　浙江大学医学院附属第一医院　胸外科

陈　椿　福建医科大学附属协和医院　胸外科

陈求名　浙江大学医学院附属第一医院　胸外科

陈奇勋　浙江省肿瘤医院　胸外科

陈保富　浙江省台州医院　胸外科

邵国光　吉林大学白求恩第一医院　胸外科

林剑锋　福建医科大学附属协和医院　胸外科

郑　炜　福建医科大学附属协和医院　胸外科

郑　斌　福建医科大学附属协和医院　胸外科

郑跃英　浙江大学医学院附属第一医院　麻醉科

赵国芳　宁波市第二医院　胸外科

胡　坚　浙江大学医学院附属第一医院　胸外科

俞文峰　浙江大学医学院附属第一医院　胸外科

祝胜美　浙江大学医学院附属第一医院　麻醉科

袁小帅　浙江大学医学院附属第一医院　胸外科

夏平会　浙江大学医学院附属第一医院　胸外科

徐国兵　福建医科大学附属协和医院　胸外科

徐金明　浙江大学医学院附属第一医院　胸外科

高树庚　中国医学科学院肿瘤医院　胸外科

唐秋梅　浙江大学医学院附属第一医院　手术室

黄　沙　浙江大学医学院附属第一医院　胸外科

曹金林　浙江大学医学院附属第一医院　胸外科

曹隆想　浙江大学医学院附属第一医院　胸外科

梁明强　福建医科大学附属协和医院　胸外科

屠政良　浙江大学医学院附属第一医院　胸外科

彭志毅　浙江大学医学院附属第一医院　放射科

韩　佳　浙江大学医学院附属第一医院　胸外科

曾　剑　浙江省肿瘤医院　胸外科

虞　莉　浙江大学医学院附属第一医院　胸外科

主编简介

胡坚，教授，主任医师，博士生导师。浙江大学求是特聘医师，"十三五"国家重点研发计划首席科学家，浙江大学医学院普胸外科学位点负责人，浙江省医学重点创新学科——肺移植学科负责人，"十三五"浙江省中医药（中西医结合）重点学科——肺癌创新性中西医结合诊治学学科负责人。兼任中国医师协会胸外科医师分会常务委员、中国医师协会机器人外科医师分会常务委员、中国医师协会胸外科分会微创专家委员会副主任委员、浙江省医师协会胸外科医师分会候任会长、浙江省医学会胸外科学分会主任委员。

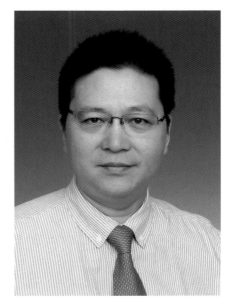

浙江大学医学院附属第一医院普胸外科中心简介

　　浙江大学医学院附属第一医院普胸外科是集临床、教学、科研教学为一体的国内领先的胸外科中心，年手术总量达 4500 台，门诊就诊人数和手术量位居全国前列。疑难病症诊断和治疗覆盖浙江省，辐射全国，面向国际。形成以外科为主的综合诊疗体系，覆盖开放手术、微创手术、杂交技术、磁导航、达芬奇机器人、介入等所有外科技术。目前，承担"十三五"国家重点研发计划项目"医用内窥镜评价体系的构建和应用研究"，以及国家自然科学基金、浙江省重点研发计划项目等共计 48 项科研项目。科室从 2009 年开始专科化发展，2018 年跻身全国胸外科前十强，其中科研标化值名列前茅，具有雄厚的临床和科研综合实力。截至 2019 年 7 月，达芬奇机器人胸部手术病例突破 1000 例。本中心胸外科肺结节智能定位机器人进入临床验证阶段。且在全国范围内率先应用磁导航技术，引领国内磁导航领域临床技术进步，逐步实现磁导航一站式诊疗模式。依托肺移植学创新学科，培养研究生的科研能力，年发表高质量 SCI 论文 10 余篇。2010 年，创建体外膜肺氧合（Extracorporeal membrane oxygenation，ECMO）团队，在甲型 H7N9 流感救治过程中为李兰娟院士的传染病学研究团队提供支持。建设临床药理基地，以 PI 身份参与多项国际多中心临床研究。本中心于 2012 年成功举办第一届国际胸部肿瘤西子论坛。至今已成功举办 7 届，在国内外胸外科领域的影响力日益增强。实现与 AATS 前任主席、胸外科机器人第一人等多项国际合作交流。2013 年，成立普胸外科快速康复（ERAS）中心，为全国率先开展的单位之一。从探索 ERAS 体系开始，浙一 ERAS 中心在 Ann Thorac Surg 等 TOP 期刊发表数篇论文，是系列共识/指南的执笔单位，引领国内普胸外科向日间手术领域迈进。主编《食管癌营养治疗》，主译《肺癌诊治新进展》《食管癌微创手术图谱》。ERAS 主题在《中华胸部外科电子杂志》成功组稿，介入主题在《中国肺癌杂志》成功组稿。2011 年，成功举办第一届肺友会。至今，已连续举办 8 届，为浙江省内肺友带来最周到、最贴心的服务。

序

　　近20年来，在外科学新理念的指导下，经过全体胸外科医师的努力奋斗，我国胸外科发生了巨大的变化，取得了革命性的发展，并且正由传统胸外科演变为微创胸外科、精准胸外科和快速康复胸外科。目前，电视胸腔镜辅助（Video-assisted thoracic surgery，VATS）外科手术已成为胸外科的主要手术方式。其中，VATS肺段切除术是近年来逐步开展的更为先进的手术技术。该技术手术创伤小、患者恢复快，既可以完全性切除病变，又可以最大限度地保留肺组织和肺功能。该技术日趋成熟，适应证日益拓展，更集中地体现了微创外科和精准外科的新理念，为患者的快速康复奠定了良好的基础。尤其在当前胸部CT广泛应用的情况下，大量肺部单发和多发小结节被发现和诊断，需要手术的患者数量大大增加，VATS肺段切除术更为适用。然而，VATS肺段切除术手术难度较大，要求胸外科医师不仅要掌握深厚的肺段解剖学知识、X线立体影像诊断技术以及病理和生理等理论知识，而且要有娴熟的微创手术技巧，学习曲线较长。因为其技术新颖，更需要在实践中摸索、改进、完善，所以还需要胸外科医师具备多学科知识（如人工智能）和创新精神。

　　近年来，浙江大学医学院附属第一医院胡坚教授及其团队在微创胸外科手术创新发展方面做了大量的工作，取得了巨大的成绩。该团队开展了大量的VATS肺段切除术，总结了丰富的经验，并结合解剖、CT三维重建影像、病理、快速康复外等，进行深入研究和探讨。胡坚教授主编的《微创肺段手术学》集中反映了他们的成就，书中系统、详尽地介绍了微创肺段切除的理论基础、手术流程、手术技巧、手术器械和设备，并细致阐述了各部位、各肺段手术的操作细节和围术期快速康复处理。该书内容详尽、语言精练、图文并茂，并有多媒体视频资料，便于读者学习，非常实用。

该书系统性论述了微创肺段手术，是一本难得的、先进的、实用的优秀著作，为胸外科医师提供了良好的学习和掌握 VATS 肺段切除术的素材。该书的出版必将对微创肺段手术的进步，对肺外科乃至我国胸外科的发展起到明显的推动作用。

中国医师协会胸外科医师分会原会长

中华医学会胸心血管外科分会原副主任委员

首都医科大学附属北京友谊医院胸外科教授

王天佑

2019 年 6 月

前　言

时代进步，日新月异。高科技设备及创新技术助力临床医学飞速发展。外科微创手术技术的飞跃，得益于肿瘤的早诊早治、先进的外科理念及高新技术的临床实践。

肺癌，全球肿瘤"第一杀手"，发病率及死亡率占据榜首，危害不言而喻。对肺癌（尤其早期肺癌）的有效诊治是胸外科及相关学科的重要工作任务。胸部CT筛查及人工智能辅助诊断使肺癌的治疗时段明显前移，根治性手术治疗意义重大。作为早期肺癌手术治疗的三大术式之一，肺段切除手术具有重要的特殊地位。

针对肺段手术的特殊性及技术要求，我们组织全国的专家团队和青年骨干医生团队共同撰写了本专著，旨在掌握经典解剖及完善手术技术的基础上，结合高新技术的临床应用（三维成像、3D打印、术前智能规划等），积极推动肺段手术的临床实践，尤其是成熟（优势）肺段在基层医院的应用普及和推广。

任何外科术式均有其专属适应证及并发症。因此，在肺段手术临床应用中，应严格掌握其适应证，以安全为前提，避免误判，充分应用高科技手段确保应有的疗效并使患者获得最佳的术后生活质量。胸外科同道们将在挑战手术技术——精准手术的同时，始终坚持安全有效的理念，为患者带来最佳的疗效。

希望本书可以成为我们大家，尤其是基层专科医生开展肺段手术的得力助手，为肺段手术的实践和普及做出应有的贡献。

　　本书所阐述的高科技腔镜技术的临床应用评价及精准肺段手术基层推广示范工作得到了国家科学技术部国家重点研发计划"医用内窥镜评价体系的构建和应用研究"（项目编号 2017YFC0113500）和"基于医疗'互联网＋'的国产创新医疗设备应用示范"（项目编号 2017YFC0114100）两大项目组的大力支持和全面合作，在此表示衷心的感谢！

　　感谢之情，不尽言表。

　　长江后浪推前浪。

　　愿胸外科同道们共同携手，不负时代重托，砥砺前行，共创微创技术新高度！

浙江大学医学院附属第一医院

胡　坚

2019 年 5 月

CONTENTS
目 录

第六章
微创手术系列国产医疗设备应用示范
224

第一章 ｜ 微创肺段切除理论基础

第一节　微创肺段手术学概述

一、微创肺段手术学概念的内涵与范畴

21世纪是精准胸外科和微创胸外科的时代。微创，不仅创伤小、损伤少，而且可以达到患者恢复快、疗效佳等效果。精准外科，追求的是"最大限度地避免手术损伤，提高手术质量和降低手术风险"。然而，微创和精准医疗技术的发展与现代科学技术发展的方方面面及社会生活中患者的需求和愿望密不可分。因此，微创和精准医疗技术本身需要依靠当前其他学科的充分发展，包括医学基础理论，及物理、化学、材料科学等基础学科等的发展水平和程度，并以"创伤小、损伤少，恢复快、疗效佳，最大限度地避免手术损伤，提高手术质量和降低手术风险"等为目标，使患者达到手术最大获益状态，这也是外科医生工作中永恒的追求与思考的主题。

微创肺段手术学正是微创和精准外科的时代发展产物，其以最优的手术方式、优质的疗效，最大限度地保留患者肺功能，有效地提高患者生存质量，充分体现了微创和精准外科技术的初衷，实现外科真正意义上的微创与最大获益的目标。

二、微创肺段手术学回顾

微创胸外科技术历史久远。早在1910年，瑞典著名的内科教授Jacobaeus 在 *Munich Journal* 杂志上发表了第一篇关于胸腔镜实用性的文章，从此确立了胸腔镜手术这门新技术，同时也标志着近、现代实质性胸部微创手术技术的诞生。1889年，Ewart首次在解剖学上提出了肺段的定义。1939年，Churehill 和 Belsey实施了第一例肺段切除术，目的是治疗左肺上叶舌段支气管扩张。自1973年起，肺段切除术用于治疗早期肺癌（Jensik et al., 1973）。1982年起，为明确能否用亚肺叶切除术治疗（周围型 $T_1N_0M_0$）早期非小细胞肺癌（Non-small cell lung carcinoma，NSCLC）以取代肺叶切除术，北美肺癌研究组（Lung Cancer Study Group, LCSG）821 研究进行了一项由43个中心参与的历时6年的胸外科前瞻性随机对照临床试验。该研究显示，与肺叶切除术相比，接受亚肺叶切除术的患者局部复发率增加了3倍，与肿瘤相关的死亡率增加了50%。在LCSG 821研究中，大约25%的临床Ⅰ期（$T_1N_0M_0$）NSCLC患者在术中行淋巴结活检时发现了更高的淋巴结转移分期，确诊肿瘤时的体积不同的3组局部复发率与肿瘤相关死亡率差异无明显统计学意义。后来，LCSG 821研究因得不到资助而终止。但我们注意到，当时的入组条件为前位胸片上肿瘤直径最大不超过3cm，且胸片上发现多发小结节的敏感性明显低于胸部CT，还有直径大于2cm的实性结节 N_1 淋巴结转移明显增加。LCSG 821研究最终没有得出详细的结果，这是该研究的一大遗憾。意大利米兰大学学者 Rviaro 等（1993）在 *Endoscopic Surgery and Allied Technologies* 成功报道了全球第1例胸腔镜辅助小切口的肺段切除手术。Ginsberg 和 Rubinstein（1995）针对外周型 $T_1N_0M_0$ 的NSCLC的前瞻性研究结果表明，亚肺叶切除的癌症相关死亡率、局部复发率及总体死亡率均显著高于肺叶切除，从而确立了肺叶切除在肺癌外科治疗中的中心地位。该研究结果报道之后，亚肺叶及肺段切除多数被动性地应用于心肺功能不全而无法耐受肺叶切除的患者。然而近年来有学者提出，Ginsberg 和 Rubinstein 当年研究的不足之处在于，局限性肺叶切除组中近1/3患者的肿瘤最大直径大于2cm，而且约1/3患者接受的是肺楔形切除，因此不能有效评估肺段切除术的疗效。胸腔镜技术的发展和成熟则是肺段切除术获得重视的另一个契机。VATS（Video-assisted thoracic surgery，电视辅助胸腔镜，临床上简称胸腔镜）肺段切除手术在胸腔镜技术出现不久后就被应用于临床实践，同样被作为无法耐受肺叶切除者的妥协性肺切除术式。自2004年起，VATS肺段切除手术的研究逐渐受到了重视（Houck et al., 2004; Shiraishi et al., 2004）。

三、微创肺段手术学现状

　　总而言之，我国胸部肺段微创外科手术技术日趋成熟，手术适应证及适用病种不断拓宽。目前，VATS肺段切除手术的术式已成为肺部肿瘤最为微创的术式之一，但由于其适应证范围严格，对术者的要求较高，肺段间界限的区别较难确定，且各级医院的发展还很不平衡，所以未获得广泛推广。自进入21世纪以来，随着螺旋胸部低剂量CT（Low-dose CT，LDCT）的普及，早期肺部肿瘤，特别是磨玻璃结节（Ground glass nodule, GGN）、亚厘米结节等检出增多（Aberle et al., 2013; Field et al., 2013）。这些患者的淋巴结转移率往往极低，且肿瘤侵袭性不高（Koike et al., 2012; Ye et al., 2014）。肺癌疾病谱发生了很大的变化，肺腺癌发病率逐年上升。据统计，1990－2010年，中国男性腺癌发病率每年增加1.3%（Cheng et al., 2014）。因此，学术界开始重新审视肺段切除在早期肺癌治疗中的地位和价值。近期一些研究结果显示，对于病变较小的早期肺癌，亚肺叶切除与肺叶切除可以达到相同的治疗效果。因此，学界认为对于早期肺癌，若行肺叶切除，可能存在过度治疗。Nakamura等（2005）对亚肺叶切除结果进行了Meta分析，该分析包括对903例进行了局限性亚肺叶切除的病例和1887例进行了解剖性肺叶切除术的病例，结果显示亚肺叶切除较肺叶切除的治疗效果更好。Yoshikawa等（2002）同样对肿瘤病灶直径不大于2cm的非小细胞肺癌患者进行研究，结果为肺段切除及纵隔淋巴结清扫的根治性手术与肺叶切除的术后生存期同样。郑鑫林等（2016）对Yamashita等（2012）等的11篇文章进行Mate分析，该分析针对胸腔镜下肺段切除与肺叶切除治疗临床Ⅰ期非小细胞肺癌的效果进行对比，结果显示，在术后复发率、全身并发症和5年生存率等方面，胸腔镜下肺段切除与肺叶切除的差异无统计学意义；而在术中失血量、术后胸管引流时间和住院时间等方面，肺段切除的效果更好。Iwasaki 等（2004）对比了全胸腔镜肺段切除术和全胸腔镜肺叶切除术治疗病理分期为 I / II 期的非小细胞肺癌患者的效果，且常规行肺门和纵隔淋巴结清扫术，结果显示两组患者5年生存率的差异无统计学意义。此外，近年来大量的回顾性研究发现，将解剖性肺段切除用于治疗 I 期肺癌，尤其在肿瘤直径小于等于2cm时，具有与肺叶切除相似的远期疗效，5年生存率为83.0%～ 96.7%（Okumura et al., 2007; Yamashita et al., 2011; Sugi et al., 2010; Okada et al., 2005; Fernando et al., 2005）。但我们注意到以下几点。① 肺段切除的适应证较为严格。② 明确肺段界限是确认肺实质切除范围和切缘距离的关键，也是肺段切除的难点之一，然而目前对 VATS 肺段切除的肺段间界限仍没有达成统一共识。③ 对于解剖学性切除的肺段需谨慎选择。目前，解剖性肺段切除可概括为适宜常规开展的肺段切除术、可进一步探索开展的肺段切除术以及谨慎/不宜常规开展的肺段切除术。适宜常规开展的肺段切除手术主要包括左肺上叶固有段切除、左肺上叶舌段切除、右肺下叶背段切除以及上叶后段切除等；可进一步探索开展的肺段切除手术主要包括左上尖后段、右肺上叶前段切除和下叶基底段切除；谨慎/不宜常规开展的肺段切除手术主要包括右下叶前基底段切除、左下叶外基底段切除和左下叶后基底段切除。尽管VATS 解剖性肺段切除手术在手术的复杂程度及手术难度上明显高于肺叶切除，但其疗效能与肺叶切除相媲美，还具有最大限度地保留肺功能等优势，实现真正意义上的微创。因此，自2010年起，美国国立综合癌症网络（National Comprehensive Cancer Network，NCCN）指南提出了解剖性肺段切除手术可以选择性地用于治疗早期外周型肺癌（Ettinger et al., 2005）。

四、微创肺段手术学展望

因为肺段存在独立的段血管、段支气管，所以解剖性肺段切除可以被认为是解剖缩微版的肺叶切除。但是对肺段之间的界限未达成统一共识，且肺段血管的变异较大，这使得肺段切除术较肺叶切除术更为复杂，且更难掌握。但是与传统开胸肺叶切除和胸腔镜肺叶切除相比，胸腔镜下肺段切除有着更加微创的优势。机器人手术的放大裸眼真实三维视野、三维胸腔镜以及更加灵活的手术器械，为更精细的肺段解剖、缝合提供更加有利的条件。除此之外，解剖学肺段切除还需要普胸外科、影像科、麻醉科、病理科等协同配合，且术前在病例选择上要求高，术中解剖难度大，手术风险相对较高，因此更适于大型的、专科的临床医学中心有经验的胸外科医师采用。然而当前最迫切的问题是，VATS肺段切除手术治疗早期肺癌的主要证据来源于回顾性研究，医学界对VATS肺段切除手术能否作为早期肺癌的根治性术式还存在争议，且还缺乏大样本的前瞻性随机对照临床试验。因此，针对肿瘤直径小于等于2cm的周围型非小细胞肺癌IA期的患者，北美在2007年设计了一项多中心III期前瞻性随机对照临床试验（CALGB 140503），比较了肺叶切除与亚肺叶切除的疗效（Fox, Bauer, 2008）。日本在2009年设计了一项多中心III期前瞻性随机对照临床试验（JCOG0802 / WJOG4607L），比较了肺叶切除与肺段切除的疗效（Nakamura, 2010）。这两项研究入组规模大（病例都达到1000例以上），主要观察指标为无瘤生存期，次要指标为总体生存期、肺功能、围手术期并发症、局部和全身复发率等，主要终点是总生存，次要终点为无进展生存、术后肺功能、复发情况等指标。这些大样本临床试验有望解答用肺段切除术治疗早期非小细胞肺癌的一些争议问题，如肺段切除是否为一种治愈性的术式，是否可以逐步取代肺叶切除成为最大直径小于等于2cm的IA期外周型肺癌的标准手术方式等。

（胡　　坚　　夏平会）

◇参◇考◇文◇献◇

Aberle DR, DeMello S, Berg CD, et al. Results of the two incidence screenings in the National Lung Screening Trial[J]. N Engl J Med, 2013, 369(10): 920-931.

Cheng I, Le GM, Noone AM, et al. Lung cancer incidence trends by histology type among Asian American, Native Hawaiian, and Pacific Islander populations in the United States, 1990—2010[J]. Cancer Epidemiol Biomarkers Prev, 2014, 23(11): 2250-2265.

Churchill ED, Belsey R. segmental pneumonectomy in bronchiectasis: the lingula segment of the left upper lobe[J]. Ann Surg, 1939, 109(4): 481-499.

Ettinger DS, Akerley W, Bepler G, et al. Non-small cell lung cancer[J]. J Natl Compr Canc Netw, 2010, 8(7): 740-801.

Fernando HC, Santos RS, Benfield JR, et al. Lobar and sublobar resection with and without brachy-therapy for small stage IA non-small cell lung cancer[J]. J Thorac Cardiovasc Surg, 2005, 129 (2): 261-267.

Field JK, Oudkerk M, Pedersen JH, et al. Prospects for population screening and diagnosis of lung cancer[J]. Lancet, 2013, 382(9893): 732-741.

Fox N, Bauer T. CALGB 140503: a randomized phase III trial of lobectomy versus sublobar resec-tion for small (<2cm) peripheral non-small cell lung cancer[J]. Oncology Issues, 2008, 23(6): 20-21.

Ginsberg RJ, Rubinstein LV. Randomized trial of lobectomy versus limited resection for T_1N_0 non-small cell lung cancer. Lung Cancer Study Group[J]. Ann Thorac Surg, 1995, 60(3): 615-622, discussion 622-623.

Houck WV, Fuller CB, McKenna RJ. Video-assisted thoracic surgery upper lobe trisegmentectomy for early-stage left apical lung cancer[J]. Ann Thorac Surg, 2004, 78(5): 1858-1860.

Iwasaki A, Shirakusa T, Shiraishi T, et al. Results of video-assisted thoracic surgery for stage I / II non-small cell lung cancer[J]. Eur J Cardiothorac Surg, 2004, 26(1): 158-164.

Jensik RJ, Faber LP, Milloy FJ, et al. Segmental resection for lung cancer. A fifteen-year experience [J]. J Thorac Cardiovasc Surg, 1973, 66(4): 563-572.

Koike T, Koike T, Yamato Y, et al. Predictive risk factors for mediastinal lymph node metastasis in clinical stage IA non-small-cell lung cancer patients[J]. J Thorac Oncol, 2012, 7(8): 1246-1251.

Nakamura H, Kawasaki N, Taguchi M, et al. Survival following lobectomy vs limited resection for stage I lung cancer: a meta-analysis[J]. Br J Cancer, 2005, 92(6): 1033-1037.

Nakamura K, Saji H, Nakajima R, et al. A phase III randomized trial of lobectomy versus limited re-section for small-sized peripheral non-small cell lung cancer (JCOG0802/WJOG4607L)[J]. Jan J Clin Oncol, 2010, 40(3): 271-274.

Okada M, Nishio W, Sakamoto T, et al. Effect of tumor size on prognosis in patients with non-small cell lung cancer: the role of segmentectomy as a type of lesser resection[J]. J Thorac Cardio-vasc Surg, 2005, 129(1): 87-93.

Okumura M, Goto M, Ideguchi K, et al. Factors associated with outcome of segmentectomy for non-small cell lung cancer: long-term follow-up study at a single institution in Japan[J]. Lung

Cancer, 2007, 58(2): 231-237.

Roviaro GC, Rebuffat C, Varoli F, et al. Major videothoracoscopic pulmonary resections［J］. Endosc Surg Allied Technol, 1993, 1(5-6): 288-293.

Shiraishi T, Shirakusa T, Iwasaki A, et al. Video-assisted thoracoscopic surgery (VATS) segmentectomy for small peripheral lung cancer tumors: intermediate results［J］. Surg Endosc, 2004, 18 (11): 1657-1662.

Sugi K, Kobayashi S, Sudou M, et al. Long-term prognosis of video-assisted limited surgery for early lung cancer［J］. Eur J Cardiothorac Surg, 2010, 37(2): 456-460.

Yamashita S, Chujo M, Kawano Y, et al. Clinical impact of segmentectomy compared with lobectomy under complete video-assisted thoracic surgery in the treatment of stage I non-small cell lung cancer. J Surg Res, 2011, 166(1): 46-51.

Yamashita S, Tokuishi K, Anami K, et al. Thoracoscopic segmentectomy for T_1 classification of non-small cell lung cancer: a single center experience. Eur J Cardiothorac Surg, 2012, 42(1): 83-88.

Ye B, Cheng M, Li W, et al. Predictive factors for lymph node metastasis in clinical stage IA lung adenocarcinoma. Ann Thorac Surg, 2014, 98(1): 217-223.

Yoshikawa K, Tsubota N, Kodama K, et al. Prospective study of extended segmentectomy for small lung tumors: the final report. Ann Thorac Surg, 2002,73(4): 1055-1058, 1058-1059.

郑鑫林,夏学阳,张金周,等.胸腔镜下肺段切除与肺叶切除治疗临床 I 期非小细胞肺癌疗效对比的Meta分析.中国癌症杂志, 2016, (10): 854-860.

第二节　肺段解剖学

一、术语命名

肺段由主支气管在肺内的第3级分支（段支气管）及其所属的肺组织共同构成。其命名是根据各肺段在肺叶内的相对位置来确定的，并按由上而下的顺序给各肺段赋予各自的编号。参考中国医师协会胸外科医师分会和胸外科专业术语标准化委员会出版的《胸外科疾病标准化诊疗术语》（2017）中关于肺段的描述，人体左右两肺的肺段支气管（B）和支气管肺段（S）命名及编号详见表1-1。

表1-1　人体左右两肺的肺段支气管（B）和支气管肺段（S）命名及编号

分段命名			编号	
右肺	右肺上叶	尖段（Apical segment）	B^1	S^1
		后段（Posterior segment）	B^2	S^2
		前段（Anterior segment）	B^3	S^3
右肺	右肺中叶	外侧段（Lateral segment）	B^4	S^4
		内侧段（Medial segment）	B^5	S^5
	右肺下叶	背段（Dorsal segment）	B^6	S^6
		内侧底段（Medial basal segment）	B^7	S^7
		前底段（Anterior basal segment）	B^8	S^8
		外侧底段（Lateral basal segment）	B^9	S^9
		后底段（Posterior basal segment）	B^{10}	S^{10}
左肺	左肺上叶	尖后段（Apicoposterior segment）	B^{1+2}	S^{1+2}
		前段（Anterior segment）	B^3	S^3
		上舌段（Superior lingular segment）	B^4	S^4
		下舌段（Inferior lingular segment）	B^5	S^5
	左肺下叶	背段（Dorsal segment）	B^6	S^6
		前内侧底段（Anteromedial basal segment）	B^{7+8}	S^{7+8}
		外侧底段（Lateral basal segment）	B^9	S^9
		后底段（Posterior basal segment）	B^{10}	S^{10}

二、正常解剖及变异

各个肺段大小不等，形态各异，但大致呈圆锥形，尖指向肺门，底在肺表面，在结构和功能上具备相对独立性。因此，肺段是肺外科的解剖学单位。

（一）肺段的组成

肺段由肺组织、支气管及血管等组成，见图1-1。肺段支气管是肺叶支气管的延续。一般来说，肺段动脉与同名肺段支气管伴行，而肺段静脉走行在相邻肺段之间。但是，各肺段支气管与肺段动脉、肺段静脉之间在分支形式上通常没有紧密的联系。相邻肺段的连接处无明显的支气管，但有极小的血管和支气管相通，被称为肺段间平面。相邻肺段间有小静脉走行，被称为段间静脉，可作为寻找肺段间平面的标志（顾恺时，2003）。

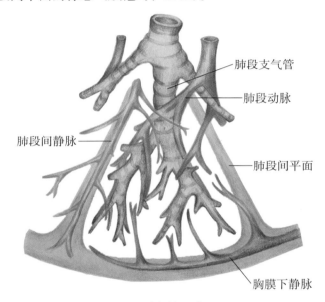

图1-1　肺段的组成

（二）肺段的划分

因为肺段的数目在不同个体中存在一定的差异，所以在划分上也不尽一致。在大部分情况下，以支气管的分布和走向为肺段划分的基础，可将右肺划分为10段，将左肺划分为8段，具体见图1-2（字母和数字的含义见表1-1）。各肺段表面的界线一般较难辨认，除通过寻找肺段间平面外，也可凭借手术者的经验按支气管及血管的走行和分布进行区分。

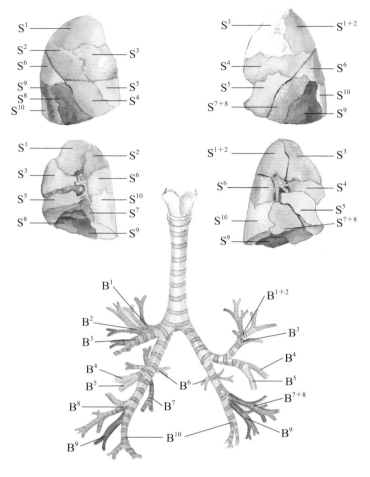

图1-2　肺段的划分

（三）解剖变异

解剖变异有别于解剖畸形，虽然两者都是解剖结构与大多数人有差异，但是前者仍具有较完整的生理功能。由于解剖畸形的发生率极低，所以本节只阐述解剖变异。一般情况下，各肺段内支气管和血管的常见位置和走行如图1-3～图1-7所示。但是，肺段支气管变异类型较多。根据肺叶支气管的分支数目、分布以及开口位置，可将肺段支气管的形态分为若干型。同时，每个肺段内通常有一支（偶尔有数支）肺段动脉与肺段支气管伴行，但肺段动脉变异多于肺段支气管，有时肺段动脉可跨段分布至相邻肺段。肺段静脉通常位于肺段之间。一支肺段静脉可引流相邻肺段的血液，一个肺段的血液也可汇入相邻肺段的几条静脉。肺段静脉的属支形态变异又多于肺段动脉。根据国内资料统计，各肺段支气管及血管变异如下（顾恺时，2003；姜宗来，2010）。

　　1. 右上叶

　　（1）肺段支气管：外上方发出尖段支气管，后上方发出后段支气管，前下方发出前段支气管，共占67.5%；三个分支中的两个肺段支气管合干起源，另一肺段支气管单独起源的，占25.2%。

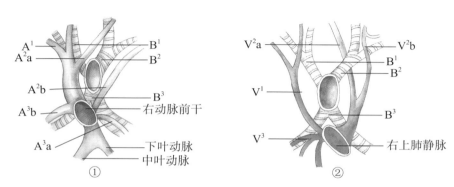

图1-3　右肺上叶各肺段内支气管与血管的常见位置和走形。
图①：支气管与段动脉；图②：支气管与段静脉

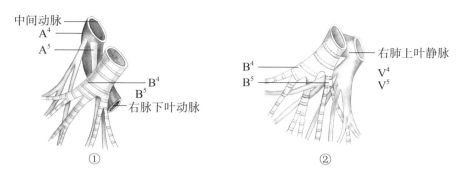

图1-4　右中肺各肺段内支气管与血管的常见位置和走形。
图①：支气管与段动脉；图②：支气管与段静脉

微创肺段手术学

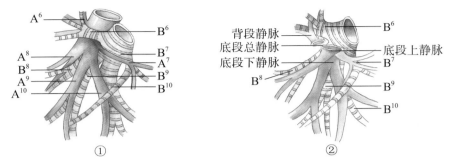

图1-5 右下肺各肺段内支气管与血管的常见位置和走形。
图①：支气管与段动脉；图②：支气管与段静脉

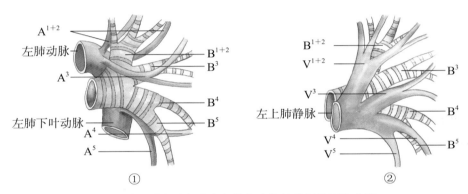

图1-6 左肺上叶各肺段内支气管与血管的常见位置和走形。
图①：支气管与段动脉；图②：支气管与段静脉

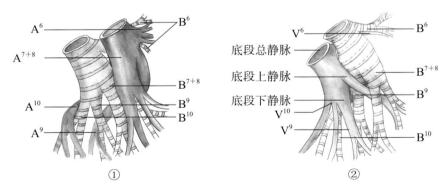

图1-7 左肺下叶各肺段内支气管与血管的常见位置和走形。
图①：支气管与段动脉；图②：支气管与段静脉

（2）肺段动脉：尖、前段动脉起源于肺动脉前干，多数位于对应肺段支气管的前方或前下方；后段动脉一般由肺动脉升支发出，少数从下叶背段动脉发出，多数后段动脉位于肺段支气管的后下方，一般情况下仅有一支，少数情况下有两支或缺如。

（3）肺段静脉：尖、前段静脉多数位于对应肺段支气管的前下方；后段静脉多数位于肺段支气管的后下方。

对尖段、后段、前段均可行肺段切除。然而，如果有肿瘤发生在尖段或者后段，那么一般情况下同时行尖后段切除。前段切除难度较大，这不仅因为前段动脉在大多数情况下被尖段静脉所遮盖，而且前段支气管不容易接近暴露（Gossot，2011）。

2. 右中叶

（1）肺段支气管：分为外侧段、内侧段的，占84.4%；分为上、下两个段支的，占10.5%。

（2）肺段动脉：外侧段、内侧段动脉分别自肺裂中的肺动脉发出，两者位于段支气管上方的占80%以上，其中多数位于后上方。

（3）肺段静脉：外侧段、内侧段静脉60%以上位于肺段支气管前下方。

3. 右下叶

（1）肺段支气管：肺叶支气管向后外方发出背段支气管，一支的占95.4%，少数有两支；本干继续下行延续为基底干，分出底段支，四支型占46%，五支型占26%，六支型占22%。其中，外侧底段、后底段共干的占80%以上；有部分内侧底段、前底段、外侧底段或其间发出1～2个额外支构成亚背段的发生率为48%，其中单支者占32%，双支者占16%。

（2）肺段动脉：背段动脉一般自肺裂中发出，位于段支气管前上方、上方或前方，占83%。背段动脉通常为单支，少数情况下会有两支；基底段动脉由一根粗大的动脉干发出，多数位于各段支气管偏外侧。

（3）肺段静脉：背段静脉位于背段支气管后下方或下方的，占96.3%；基底段静脉多数位于各段支气管偏内侧。

由于背段解剖变异较少，所以背段切除相对简单。但是在肺裂融合的情况下，暴露背段动脉和支气管也是颇有挑战性的。因为4个基底段起自共同的支气管干，所以通常一起被切除（Gossot, 2011）。

4. 左上叶

（1）肺段支气管：在上叶支气管中，有86.6%可分为上干和下干，上干分出尖后段支气管和前段支气管，下干（也被称为舌干）分出上舌段支气管和下舌段支气管；有13.1%可分为上干、中干和下干，上干为尖后段支气管，中干为前段支气管，下干分出上、下舌段支气管。

（2）肺段动脉：尖后段和前段动脉变异较复杂，相邻分支间共干的情况较多，故很难总结出与肺段支气管之间的位置规律，上舌段和下舌段动脉多数位于肺段支气管的后上方或后方。

（3）肺段静脉：尖后段和前段静脉位于肺段支气管的前下方，占80%以上；上舌段和下舌段静脉多数位于肺段支气管的前下方或前方。

由于左上叶各肺段支气管较短，所以术中辨认并暴露有一定的难度。另外，舌段静脉需保留。

5. 左下叶

（1）肺段支气管：叶支气管向后外方发出一支背段支气管，本干继续下行为基底干后分出底段支，两分支型占86%，三分支型占14%。其中，前底段、内侧底段支气管合干起源的占93.7%；外侧底段、后底段支气管合干起源的占60%以上，单独起源的分别占17.6%、31.2%；外侧底段支气管缺如的占15.2%，缺如时其分布区由前内侧底段支气管分支支配。左下叶亚背段出现率为24%，且仅见一支，多数在前内侧底段支气管和后外侧底段支气管间发出，也有少数在背段支气管和前内侧底段支气管间发出。

（2）肺段动脉：背段动脉一般从肺裂后部发出，偶尔为双支，多数情况下位于段支气管前方。另外，背段动脉有时会发出一支供应上叶。肺动脉分出舌段动脉、背段动脉后的终末端延续为基底段动脉，通常位于段支气管前方。

（3）肺段静脉：与各段支气管的位置关系和右下叶各肺段相似。

因为术中在大多数情况下，左下叶背段动脉相对容易识别，所以左下叶背段切除较右下叶背段切除容易。左下叶基底段切除与右下叶基底段切除相似，但前者在寻找段间平面和显露基底段静脉上有些难度（Gossot, 2011）。

综上所述，虽然各肺段支气管、肺段动脉及肺段静脉之间的分支数目和分支形式在不同个体中会有所差异，但总体来看，肺段动脉与肺段支气管位置较近，相互伴行，而肺段静脉位于段间，与肺段动脉和肺段支气管联系较少。目前，3D成像技术日益普及，能帮助临床医生较准确地辨别解剖变异，同时各肺段的变异也有一定规律可循。因此，一些发展较成熟的肺段切除手术可在基层推广。

（汪路明　方礼逵）

◇参◇考◇文◇献◇

Gossot D. Atlas of Endoscopic Major Pulmonary Resection[M]. Paris: Springer, 2011.

顾恺时. 胸心外科手术学[M]. 上海: 上海科学技术出版社，2003.

姜宗来. 胸心外科临床解剖学[M]. 济南: 山东科学技术出版社，2010.

中国医师协会胸外科医师分会, 胸外科专业术语标准化委员会. 胸外科疾病标准化诊疗术语[M]. 北京: 人民卫生出版社，2017.

第三节　肺段切除与CT三维成像

近年来，计算机技术以及图像处理技术的发展也推动了计算机辅助的微创外科的发展。作为常规的影像学检查，普通胸部CT常常作为胸外科病变术前诊断及手术方式制定的辅助方法，但其仍有一定的局限性。

常规胸部螺旋平扫CT的图像为二维横断面灰度图像，仅能展示横断面的结构信息，以及病变与周围组织、血管等的毗邻关系。但人体组织器官为三维结构，仅通过观察与比较横断位图像信息，很难对器官组织或者病变的大小形态、空间位置等的三维结构做出判断。放射科医生以前需要依靠经验在大脑中构建三维结构。其缺点主要有以下几个方面：①图像的判读需要医生有丰富的临床经验，不同资历的医生对图像判读不能达到一致；②限于横断面仅能对病变大小进行评估，而不能评估体积大小，对病变定位不够准确；③对病变与周围结构的关系（如血管、支气管、胸膜结构等）显示不够清晰；④不利于放射科医生与胸外科医生之间进行交流（Iwano et al., 2005）。

为了提高对肺部病变术前诊断的准确性，有必要将二维图像转换为更加直观的三维图像，以便于更好地为临床诊治提供帮助。因此，CT三维重建技术（Computed tomography three-dimensional reconstruction）作为计算机辅助的外科诊断技术，在临床中的应用起来越广泛。在利用薄层或高分辨率CT扫描出原始图像数据后，在后台处理工作站应用图像处理软件将采集到的原始图像信息进行三维图像重建，重现组织器官以及病变大小毗邻关系的模拟图像，帮助外科医生制定合理的手术方案，并可进行手术模拟操作。在胸腔镜肺结节切除手术中，CT三维图像可以提高肿瘤定位的精度、辅助选择最佳手术入路、减小手术损伤、提高手术成功率（李忠等，2016）。

一、CT三维成像原理及图像后处理方法

多层螺旋CT是20世纪90年代后期新开发应用的计算机成像系统。其由于在长轴方向设置了多排探测器，因此可在一次扫描旋转过程中同时获得多层面的数据图像，并可提高扫描速度。因而，多层螺旋CT（Multi-slice computed tomography, MSCT）扫描速度明显提高。与单层螺旋CT相比较，MSCT具有扫描速度快、层厚薄、范围广、图像清晰等优点。CT三维图像重建是指螺旋CT扫描所获得的原始数据经过计算机的采集，加速后期软件程序的处理，在原有X和Y轴的二维图像基础上，对Z轴（立体轴）进行投影转化及负影显示处理，重建出直观的立体三维图形（李红军，2006）。

肺部CT三维图像重建方法一般有最大密度投影（Maxium intensity projection, MIP）、最小密度投影（Minimum intensity projection, MinP）、容积显示（Volume rendering, VR）、表面遮盖显示（Shaded surface display, SSD）和仿真内窥镜（Virtual endoscopy, VE），见图1-8。

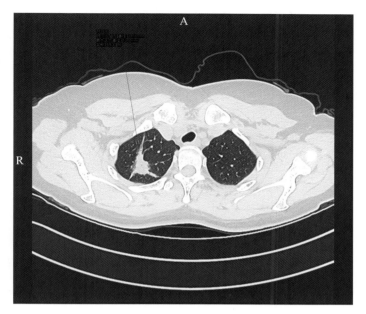

图1-8 右肺上叶尖后段见一肿块影，容积自动计算
病灶体积大小约为5.5mL

最大密度投影（MIP）通过纵向内插处理的图像数据的矩阵，在预先选择的视角上，根据投影射线上的容积数据产生图像，并对每一条射线路径上最大密度的像素进行编码。因此，MIP图像的灰阶就能反映相对的X线衰减值。它与SSD不同，无须对CT阈值进行选择，使数据信息无遗漏，微小的密度变化也可以得到适当的显示。MIP重建的立体图像可沿一固定轴连续旋转，得到多角度MIP图，见图1-9和图1-10。

MIP重建方法主要用于血管的显示。用MIP重建方法，则即使是小血管，也可得到清晰的显示。MIP重建可用于评价血管狭窄和闭塞，及血管壁钙化和斑块状态。在肺段切除术前规划中，MIP主要用于显示肺段与血管的关系。

最小密度投影（MinP）为三维容积重建技术中的一种。与MIP相反，MinP对每一条射线路径上最小密度的像素进行编码。由于气管、支气管内气体密度明显低于肺实质，所以MinP常用于显示支气管结构。在肺段切除手术前的手术规划中，MinP主要用于显示肺段与支气管的关系（Wiliam et al.，2003）。

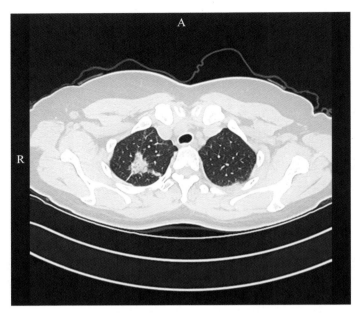

图1-9　横轴位重建可见病灶位于右肺上叶尖后段

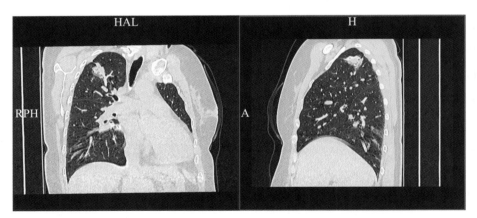

图1-10　冠状位、矢状位重建可见病灶位于右肺上叶尖后段。右肺上叶尖后段支气管局部狭窄、闭塞

　　CT仿真内窥镜通过CT连续扫描获得原始数据，在此基础上通过调整阈值以及组织结构的透明度，将不需要观察的结构组织透明度设置为100%，显示需要观察的组织或病变，再添加人工伪彩，通过人工导航方法可获得类似于纤维内镜的仿真技术。其主要用于观察气道结构及病变，作为支气管镜的直接补充方法。通过CT仿真内窥镜，不仅能看到阻塞部位近侧的情况，而且还能看

到阻塞部位远侧的情况，可使胸外科医生在未使用常规支气管镜及其活检之前，了解隐藏的肿块和淋巴结的确切解剖信息，这些信息对支气管镜活检的准确定位很有价值（伍长荣等，2016）。

　　容积显示（VR）将所有原始数据用于三维图像的显示，其可显示所有结构的三维立体图像，能提供所有组织结构、血管及病变的三维空间毗邻关系，对病变或结构的显示将更加直观。

　　三维重建技术中的表面遮盖显示（SSD）技术是胸腔镜肺段切除手术前用于评估肺部结节的关键技术，目前已在临床上得到广泛应用。它应用三维成像软件，通过设定CT值的阈值上、下限，舍去阈值外结构，来对阈值内结构进行三维成像。肺部具有良好的自然对比，不同结构值存在差异，并可通过静脉注射碘对比剂增加结构密度差异。三维成像的关键是通过调整范围进行不同方式、不同结构的成像，根据不同的需求选择适当的阀值。用静脉注射碘对比剂3mm薄层无间隔连续扫描的方式，单次屏气扫完病灶及其周围肺野获得横断位扫描图像，采用骨算法小视野、小间隔图像重建，然后选择适当的阈值分别对小结节、血管、支气管及胸膜等进行三维重建，并进行任意角度旋转观察。通过对肺血管和支气管的重建，可分别获得肺动脉、肺静脉及支气管的三维立体图像（见图1-11）。在图像后处理工作站上，应用通用软件即可得到这些解剖结构的融合图像。肺动脉与支气管融合图像可用于观察肺段支气管与肺段动脉的关系。肺动脉与肺静脉融合图像可用于观察肺动脉与肺静脉的空间关系，其能够清楚显示走行在相邻两个肺动脉树之间的段间静脉（Ko et al.,2003）。

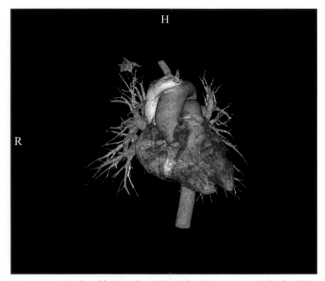

图1-11　通过血管重建与病灶融合技术可显示病灶与周围血管的关系

二、三维成像与高科技的结合

　　肺三维重建技术的不断发展，加上肺三维数字软件的开发与运用，为胸外科医生提供了更加直观、高对比、无死角的肺三维图像。高科技正融入胸外科术前规划的方方面面，为精准的肺段切除手术保驾护航。

　　三维重建的内容常包括整体肺的脉络结构、肺静脉系统、肺动脉系统、各级支气管和病灶。通过下种子线、点的方法，提取目标结构，分割动脉、静脉，重建肺实质、血管树及支气管系统。在人工提取病灶的基础上，配合自动分割的交互，实现对各类大小肺结节的提取。最后，确定各肺段、亚肺段的起点，定义动脉分支，分割肺段，并用相应颜色和模块显示。顶尖重建软件可精细到亚段以下肺动脉，即5级以下分支。肺内病灶经由三维重建，再与肺三维图像合并，可以清楚看到结节所属肺段；利用软件将肺段抹掉或透明化，将肺段内的动脉、静脉、支气管做不透明处理，配合单个组织显示或任意组合显示目标肺段动静脉、支气管与周围动静脉、支气管的关系，同时支持360°图像旋转，病灶影像立体可视化，没有阴影面和视线死角，最终达到"透视"器官所属位置和毗邻关系的效果，能够清晰观察器官内部、占位与血供（El-Baz et al., 2009），见图1-12。

　　基于三维可视化，许多高新技术得以融合，如精确还原微小结节、肺分叶分段、体面绘融合、多期图像融合、射频消融和

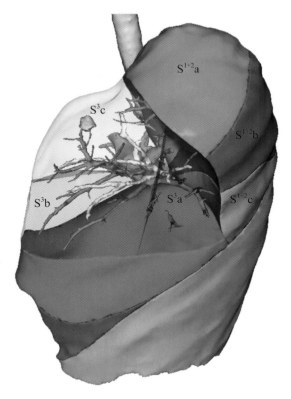

图1-12　肺三维数字软件对肺段与病灶的重建

智能识别肺小结节等。

通过三维数字软件，可直观呈现消融灶与周围重要血管、管道系统等重要结构的空间关系，自动计算肿瘤三维容积并识别消融范围，或通过参数精准设定消融灶范围，可自动识别布针入路功能或优化入针途径，并提示风险路径，自动显示消融灶内热量分布及邻近血管热沉效应，通过三维与二维图像联动，多角度观察消融针道及消融区域，模拟射频消融过程。

目前，人工智能大步迈进医疗领域，智能识别肺小结节的技术已成熟，卷积神经网络（受到生物神经网络的启发而特殊设计的一个多层感知器）的利用已成为图像识别领域的研究热点。基于二维影像数据，对影像数据进行预处理，提取肺组织区域；利用先进计算机算法自动识别候选结节区域；通过大数据对卷积神经网络模型进行训练，进一步提高结节识别的特异性和敏感性；最后，提取阳性结节区域并自动勾勒区域范围，同时与三维可视化联动显示。

通过三维数字软件使用算法模拟，可以计算手术部残量，计算切除肺段所占全肺体积的大致比例，预测肺功能损失情况，量化评估肺功能储备较差患者对肺段切除手术的耐受性，甚至将手术方案与步骤通过可视化方式展现仿真手术过程。得益于高端技术的转化，使术前规划愈加合理，避免肺组织的误切，避免因某一病灶定位不准确或切除范围过大而导致肺损失过多，最终降低了手术风险，提高了手术安全性与切除成功率。同时，患者能通过互联网平台清楚知晓自身病情以及手术预案，为医患沟通提供高端平台。

另外，软件的开发结合肺部结构的特征，提供直尺和卷尺度量工具，满足多种情况下的临床度量和手术方案规划设计的需求。

目前，肺CT仍是胸外科医生诊疗的影像学基础。通过基于CT的三维数字软件，可实现点选位置与CT横断面、冠状面、矢状面的点定位联动，直观展示肺多发小结节等微小病灶在CT中的具体位置，辅助临床医生阅片。

未来的智慧医疗将是基于人工智能并融合各种高新技术的数字诊疗平台，所涉及的功能技术包括：从自动识别肺部CT中的肺结节，到判断良恶性，甚至预测阳性淋巴结；融合磁导航技术，实现肺结节的精准定位与快速病理诊断；运用云技术，实现区域间疑难病例的影像数据共享，达到便捷的多学科会诊模式。

三、三维成像在肺段切除领域的临床应用及重要意义

肺段通常以段支气管来命名，每一个肺段支气管及其分支分布区的肺组织，被称为肺段。其无论在形态上还是功能上，都可以作为一个独立单位。

在胸外科手术中，特别是在结节或肿块直径小于 2cm 时，肺叶切除与亚肺叶切除（解剖性肺段切除）在远期生存率上无明显差异，但解剖性肺段切除可以更好地保护患者的肺功能。另外，对行肺部二次手术或术前肺功能水平差的高龄患者、有心血管系统疾病而不能耐受肺叶切除的患者，解剖性肺段切除手术是更好的选择。

虽然肺段切除手术具有诸多优势，但在手术方案制定及实施过程中还是存在以下主要难点的。①肺段之间界限的判断；②对靶段血管、支气管的准确评估；③不同患者间肺段血管、支气管的解剖关系千变万化，肺段切除更为复杂和精细。因此，术前明确患者结节的准确定位及肺段解剖关系是非常重要的。

目前，对肺结节的定位方法主要包括术中超声定位，术前CT引导下注射硬化剂、染色剂、碘对比剂，及 Hookwire 金属微线圈定位等。各种方法均有其优缺点。最常采用的方法是在术前CT引导下，于病变附近注射亚甲蓝及放入导引钢丝，作为胸腔镜术中定位及病理诊断的标记。但这些定位方法均为有创性操作。目前，应用CT三维图像重建技术可以达到与此相仿的效果。根据结节与重建的肺段支气管及血管之间的关系追根溯源，判断结节具体位于哪个肺段，直观、准确地反映结节的肺段归属，明确病灶在肺段内的位置。通过三维立体定位肺内小结节后，可以从多平面（如冠状位、矢状位或曲面位等）显示小结节的位置，并可通过坐标进行各个方向的切割和重建，或通过控制目标部位的透明度或不同的颜色来设定单独或组合显示各部分的结构。这样，医师对目标部位进行不同方向的观察，判断结节的形状、大小、三维空间位置以及与周围组织的关系，并可利用肋骨加皮肤标记准确显示肺小结节在体表的具体投影位置。

在行肺段切除的目标肺段，肺动脉及静脉的变异较大。术前行靶肺段支气管、肺血管三维重建，利于在手术前明确结节与支气管、肺血管的相邻关系，

也利于在手术中准确解剖肺段结构。精确解剖、判断和处理肺靶段支气管、肺段动脉、段间及段内静脉，避免误伤肺段支气管或血管而影响残留肺段的通气及换气功能，从而达到个体化、精细化的解剖性肺段切除。结合上述CT三维相关信息，确定肺段切除术的方式，包括单一肺段切除、肺亚段切除、次亚段切除、扩大肺段切除或联合肺段切除等，标注需要切断的支气管、靶段动静脉以及需要保留的支气管和动静脉，可预定需分离的段间平面分界，进行模拟肺段切除。通过规划最佳手术路径，可减少组织损伤，从而降低手术难度、提高手术精度。例如，在拟行右肺上叶尖段、后段的肺段切除及亚段切除时，可以根据CT三维图像上靶段血管与支气管之间的关系，以肺静脉为标记，选择手术最佳入路。

术中，可以将CT三维图像放大、缩小、旋转以及透视等，将图像置于最佳观察位置，实现实时交互显示；观察手术操作器械与胸腔内各结构的相对位置，为手术提供直观的实时导航；对关键结构进行快速识别和准确定位，引导重要血管的分离和病灶切除，从而完整切除病灶，保证手术切缘阴性以及避免手术路径中重要解剖结构的副损伤，从而完成精准的肺段切除。

CT三维图像重建技术实现了从"人脑重建"到"电脑重建"的跨越式转变。对提高胸外科手术成功率及实施精准手术有重要意义。除此之外，CT三维图像显示更加直观，方便术前多学科讨论，也方便患者及家属了解病情，正确认识手术风险，减少医患纠纷的发生。

（彭志毅　黄　沙）

◇参◇考◇文◇献◇

El-Baz A，Gimel farb G，Falk R，et al. Automatic analysis of 3D low dose CT images for early diagnosis of lung cancer[J]. Patern Recognition, 2009, 42(6): 1041-1051.

Iwano S，Nakamura T，Kamioka Y，et al. Computer-aided diagnosis: a shape clasification of pulmonary nodules imaged by high-resolution CT[J]. Computerized Medical Imaging and Graphics，2005, 29(7): 565-570.

Ko JP，Rusinek H，Jacobs EL，et al. Smal pulmonary nodules:volume measurement at chest CT-

phantom study[J]. Radiology, 2003, 228(3): 864-870.

Wiliam JK，Anthony PR，David FY，et al. Three-dimensional segmentation and growth-rate estimation of small pulmonary nodules in helical CT images[J]. IEEE Transactions on Medical Imaging, 2003, 22(10): 1259-1274.

李红军. 螺旋CT三维成像技术对孤立性肺结节的应用价值[J]. 医学影像学杂志, 2006, 16(7)：708-710.

李忠，杨清杰，黄晓阳，等.3D数字肺软件在低肺功能储备的多发肺内小结节手术规划中的运用[J].中国胸心血管外科临床杂志, 2016, 23(11)：1086-1091.

伍长荣，接标，叶明全.CT图像肺结节计算机辅助检测与诊断技术研究综述[J].数据采集与处理, 2016, 31(5)：868-881.

第四节　病理诊断对肺段切除的意义

Ginsberg 等（1995）组织的肺癌研究组的临床随机对照研究表明，亚肺叶切除治疗临床 $T_1N_0M_0$ 肺癌患者的局部复发率与总体死亡率均明显高于肺叶切除术患者。自此，以肺段切除为代表的亚肺叶切除手术主要适用于肺部良性疾病、转移性肿瘤或者心肺功能较差而无法耐受肺叶切除的患者，不作为早期肺癌治疗的标准方法。随着低剂量螺旋CT的普及，肺癌的疾病谱正从原先的以局部晚期中央型肺鳞癌为主，逐渐转化为以早期外周型肺腺癌为主。肺段切除手术因其切除范围小，尽可能保留了正常肺组织等优点而被重新认识。近期多项临床研究已表明，肺段切除手术治疗经选择的早期肺癌患者的效果及患者生存率可与肺叶切除术相接近。而肺癌研究组的临床随机对照研究纳入了大量肺楔形切除的患者，缺乏分层分析。目前已基本证明，肺楔形切除的肺癌局部复发率高于肺段切除。另外，该研究纳入的患者为临床 $T_1N_0M_0$ 肺癌患者，部分为 $T_{1b}N_0M_0$ 肺癌患者，而此类患者在行肺段切除手术后的生存率明显劣于肺叶切除患者。本章将根据现有临床证据，探讨分析病理诊断在肺段切除适应证选择中的临床意义及价值，重点介绍对肺癌患者行肺段切除的病理学考量指标。

一、病理学类型

肺段切除手术适用于多种良恶性疾病。良性疾病如病灶局限于肺段的肺部良性肿瘤、肺结核、支气管扩张、肺囊肿、肺隔离症、肺曲菌病等慢性肺部感染。多项回顾性研究显示，肺段切除手术治疗良性疾病不仅可以有效切除病灶，而且不影响治疗效果。

肺段切除手术同样适用于原发性肺癌、转移性肺癌等肺部恶性疾病。根据美国国立综合癌症网络（National comprehensive cancer network, NCCN）指南，病理诊断为单纯的原位腺癌（Adenocarcinoma in situ, AIS）是肺段切除手术的适应证。而现有临床证据认为，对肿瘤恶性程度低的外周性肺癌，均可考虑行肺段切除手术。2011 年，国际肺癌研究学会（International Association for the Study of Lung Cancer, IASLC）公布肺腺癌的新分类标准。新分类标准可更好地预测患者预后，有助于选择适合肺段切除手术的患者。有研究显示，AIS、微浸润腺癌（Minimally invasive adenocarcinoma, MIA）的淋巴结转移概率较低，恶性程度较低，而浸润性腺癌（如腺泡型、乳头型、微乳头型）的淋巴结转移概率则较高，故可以选择对 AIS、MIA 的肺癌患者行肺段切除手术（Zhang et al.，2012）。多原发肺癌病灶多发，如行肺叶切除，则肺功能损失较多，患者耐受较差。因此，对于多原发早期肺癌，如果位置合适，可以行多个部位的肺段切除手术。原发性肺癌的外科治疗目标是根治性切除、明确病理分期、减少复发；而转移性肺癌的外科治疗目标则是完整 R_0 切除各个病灶，最大限度地保留肺功能，以备后期复发时行再次切除。因此，亚肺叶切除往往作为转移性肺癌外科治疗的标准术式。但由于转移瘤多位于肺外周，而行肺段切除手术的转移瘤患者生存率并不能比行肺楔形切除手术的患者高（Lo Faso et al.，2013）。因此，肺段切除多适用于病灶位置偏中央、无法行肺楔形切除的肺转移瘤患者。根据统计，可对 3%～23%的肺转移瘤患者行肺段切除手术（Berry，2014；Hernandez et al.，2016）。

二、病灶大小

病灶大小是肺段切除手术施行的重要评估指标。目前，病灶大小在临床研究中多以2cm为界。NCCN指南也指出，对CT检查提示病灶直径≤2cm的外周型低度恶性肿瘤，可施行肺段切除手术。有数据表明，对于病灶直径≤2cm的NSCLC患者，行肺段切除手术后的生存率与肺叶切除手术无显著性差异（Tsutani et al.，2013）。但也有数据持不同意见。Whitson等（2011）报道了对291例病例行肺段切除手术和4827例病例行肺叶切除手术治疗病灶直径≤2cm的肺癌，结果显示肺叶切除手术的效果显著优于肺段切除手术。Shen等（2016）在分析总结SEER数据之后报道，肺段切除手术治疗病灶直径≤2cm的肺癌的患者总体生存率劣于肺叶切除手术（Dai et al.，2016）。

三、病灶位置

肺段切除手术的肿瘤应局限于肺段的解剖界限内，不应跨段；若跨段，则可施行多肺段联合切除术。根治性的肺段切除手术多适用于肺癌病灶位于肺外周1/3的情况。因为中央型肺癌发生淋巴结转移的概率较高，故在对中央型肺癌施行肺段切除手术时需慎重。肿瘤所在段的位置对是否行肺段切除手术也有一定影响。Sienel等（2007）报道，S^1-S^3的肺段切除手术术后局部复发率高于S^4-S^{10}的肺段切除手术，但无显著性差异。

四、前哨淋巴结

术中对前哨淋巴结的快速病理诊断有助于确定是否可对患者行肺段切除手术，并可指导术中淋巴结清扫。目前，临床上常用第10、12、13组淋巴结术中冰冻病理结果来确定是否可行肺段切除手术。随着研究的开展，可以辨别前哨淋巴结的方法有多种，主要通过术前或术中注射放射性或免疫荧光示踪剂来鉴别，并经术中快速病理明确诊断。由于淋巴结引流有差别，所以不同肺段肿瘤发生淋巴结转移的位置存在区别。Watanabe等（2008）报道，S^6较S^7－S^{10}发生的上纵隔淋巴结转移多。Numori（2009）通过影像示踪技术发现，左肺上叶肿瘤以第5组、第12组淋巴结为前哨淋巴结的较多，而位于下叶的肿瘤则以12组淋巴结为前哨淋巴结较多。Numori（2009）报道，临床早期肺癌可发生非靶段淋巴结转移，前段淋巴结可以直接引流入后段淋巴结，前段肿瘤的前哨淋巴结为后段淋巴结的比例明显高于后段肿瘤，因此，Numori（2009）建议对前段肿瘤进行后段淋巴结的术中快速病理诊断。

（包飞潮　袁小帅　曹隆想）

◇参◇考◇文◇献◇

Berry M F. Role of segmentectomy for pulmonary metastases[J]. Ann Cardiothorac Surg, 2014, 3(2): 176-182.

Dai C, Shen J, Ren Y, et al. Choice of surgical procedure for patients with non-small-cell lung cancer ≤1 cm or ＞ 1 to 2 cm among lobectomy, segmentectomy, and wedge resection: a population-based study[J]. J Clin Oncol, 2016, 34(26): 3175-3182.

Ginsberg RJ, Rubinstein LV. Randomized trial of lobectomy versus limited resection for T_1 N_0 non-small cell lung cancer[J]. Lung Cancer Study Group. Ann Thorac Surg, 1995, 60(3): 615-622; discussion 622-623.

Hernandez J, Molins L, Fibla JJ, et al. Role of major resection in pulmonary metastasectomy for colorectal cancer in the Spanish prospective multicenter study (GECMP-CCR)[J]. Ann Oncol, 2016, 27(5): 850-855.

Lo Faso F, Solaini L, Lembo R, et al. Thoracoscopic lung metastasectomies: a 10-year, single-center experience[J]. Surg Endosc, 2013, 27(6): 1938-1944.

Nomori H. Sentinel node mapping in lung cancer: the Japanese experience[J]. Semin Thorac Cardiovasc Surg, 2009, 21(4): 316-322.

Sienel W, Stremmel C, Kirschbaum A, et al. Frequency of local recurrence following segmentectomy of stage IA non-small cell lung cancer is influenced by segment localisation and width of resection margins—implications for patient selection for segmentectomy [J]. Eur J Cardiothorac Surg, 2007, 31(3): 522-527; discussion 527-538.

Tsutani Y, Miyata Y, Nakayama H, et al. Oncologic outcomes of segmentectomy compared with lo-
bectomy for clinical stage IA lung adenocarcinoma: propensity score-matched analysis in a
multicenter study[J]. J Thorac Cardiovasc Surg, 2013, 146(2): 358-364.

Watanabe S, Suzuki K, Asamura H. Superior and basal segment lung cancers in the lower lobe have
different lymph node metastatic pathways and prognosis [J]. Ann Thorac Surg, 2008, 85(3):
1026-1031.

Whitson BA, Groth SS, Andrade RS, et al. Survival after lobectomy versus segmentectomy for stage I
non-small cell lung cancer: a population-based analysis [J]. Ann Thorac Surg, 2011, 92(6):
1943-1950.

Zhang Y, Sun Y, Xiang J, et al. A prediction model for N_2 disease in T_1 non-small cell lung cancer
[J]. J Thorac Cardiovasc Surg, 2012, 144(6): 1360-1364.

第五节　亚肺叶切除术术式探讨及临床疗效评价

一、亚肺叶切除术术式探讨

亚肺叶切除术的手术方式包括肺楔形切除术和解剖性肺段切除术。解剖性肺段切除术可以进一步分为解剖性单个肺段切除术和解剖性联合肺段切除术。解剖性联合肺段切除术是指切除一个以上肺段的手术，可以包括切除多个肺段或多个肺亚段的手术。本书的重点在于介绍肺段切除术，故下文我们将重点对解剖性肺段切除术的手术方式进行阐述。

（一）肺楔形切除术

肺楔形切除术的方法相对较简单，无须解剖血管和支气管。常规手术方式有"V"字形切除和"U"字形切除。"U"字形切除可降低手术切缘癌残留的可能性。肺楔形切除术的最大争议在于切缘的彻底性和肿瘤的局部复发问题，故在选择肺楔形切除术时应慎重。肺楔形切除术多适用于早期较小的肿瘤或纯磨玻璃样小结节，浸润前病变或良性肿瘤，以及肺的孤立性转移瘤。

（二）解剖性单个肺段切除术

单个肺段切除术可常规用于右肺上叶尖段、前段、后段，左肺上叶前段和下叶背段的切除。对左肺上叶舌段，一般不行单个亚舌段的切除。下叶基底段的解剖复杂，单个基底段的切除手术难度大，对术者的要求高，一般不常规开展。由于解剖的特殊性，背段动脉和背段支气管容易辨认，所以背段切除术是所有类型的肺段切除术中最简单的，适合在各个层次的医疗机构常规开展。对于有一定肺叶切除手术经验的胸外科医生，右肺上叶尖段、后段的解剖也是容易掌握的，且右肺上叶尖段、后段切除手术操作难度不大，故也推荐常规开展。左肺上叶尖后段切除手术可以在熟练掌握左肺上叶固有段切除术的基础上进一步开展。上叶前段支气管较难显露，尤其是右上叶前段支气管，其位于肺动脉与肺静脉的后方，故常规开展上叶前段切除手术具有相当的难度，该手术可作为进一步探索开展的术式。

（三）解剖性联合肺段切除术

解剖性联合肺段切除术比单个肺段切除术的手术难度相对大些，因为外科医生需要精确掌握目标肺段的支气管、血管的解剖结构，而且目标肺段的支气管、动脉很少存在"共干"的情况，需要逐个处理，这也增加了手术的烦琐程度。在所有联合肺段切除术中，左肺上叶固有段切除术和左肺上叶舌段切除术是最容易开展的。原因在于，上述联合肺段的各段动脉和静脉容易辨认和处理，处理完段动静脉后即可显露段支气管，且段支气管常为共干，极少存在变异情况。其他联合肺段切除术的手术方式有下叶基底段的联合肺段切除。下叶基底段的联合肺段切除术式较为多变及复杂，常见的有右下肺 S^7+S^8、S^9+S^{10}，左肺下叶 S^9+S^{10}。Hiroaki 等（2012）报道了更为复杂的解剖性联合肺段切除术，包括左肺上叶 $S^1+S^2+S^{3a}$、$S^1+S^2+S^{3c}$、$S^1+S^{2c}+S^{3a}$，右下肺 S^6+S^{8a}、$S^{6b}+S^{8a}$、S^6+S^{10a}。这些"肺段＋肺亚段"的联合肺段切除术过程更为复杂、精准，对术者的要求更高。这种类型的肺段手术，对肺功能差、需要最大限度保留肺实质的患者有一定的实际意义。但是由于手术过程复杂，所以对肺功能良好的患者不建议常规开展。

二、亚肺叶切除术疗效分析

亚肺叶切除术在最大限度地保留健康肺组织的基础上，使患者的肿瘤达到完整切除的效果。其对那些肺功能差、不能耐受肺叶切除的肿瘤患者具有更大的现实意义。本部分就亚肺叶切除术对患者术后肺功能和肿瘤预后的影响进行叙述。

（一）对肺功能的影响

临床上，关于肺段切除术对术后肺功能的保护作用仍存在争议，目前尚缺乏可以解决这些争议的随机、前瞻性、多中心的临床研究（Saito et al.，2014；Takizawa et al.，1999；Harada et al.，2005；Keenan et al.，2004；Hiroaki et al.，2012；Hiroaki et al.，2016）。不过，通过回顾各国学者所做的研究，我们发现，虽然这些研究难免存在缺陷且循证医学的证据级别过低，但是我们也能从中发掘一些对我们的临床实践和科研实践有一定指导意义的研究成果。

Takizawa 等（1999）对 48 例接受肺段切除手术（肺段切除组）和 133 例接受肺叶切除手术（肺叶切除组）的患者术后肺功能保留程度进行了研究。研究结果显示，肺段切除组的围手术期的 $FEV_1\%$ 的保留程度（同术前相比较）优于肺叶切除组（93.3%±10.3% vs 87.3%±14.0%，$P=0.03$）；但是术后一年，两组的 FVC% 差别无统计学意义（94.9%±10.6% vs 91.0%±13.2%，$P=0.14$）。Harada 等（2005）进一步研究 38 例肺段切除手术（肺段切除组）和 45 例肺叶切除手术（肺叶切除组）病例的围手术期、术后 2 个月和术后 6 个月的 FVC%、$FEV_1\%$ 及无氧阈。研究结果显示，所切除肺段的数量与 FVC% 的损失程度呈正相关（术后 2 个月，$r=0.518, P<0.0001$；术后 6 个月，$r=0.604, P<0.0001$），与 $FEV_1\%$ 的损失程度也呈正相关（术后 2 个月，$r=0.492, P<0.0001$；术后 6 个月，$r=0.512, P<0.0001$）。接受肺段切除手术的患者，围手

术期FVC%的减少量和FEV$_1$%的减少量明显低于接受肺叶切除手术的患者，两组相比的P值分别为0.0006和0.0007。肺段切除组和肺叶切除组的无氧阈差异无统计学意义。因此，他们认为，肺实质的减少量直接影响围手术期甚至术后6个月的肺功能。Keenan等（2004）对147例肺叶切除（肺叶切除组）和54例肺段切除（肺段切除组）患者进行了回顾性研究。术后1年，肺叶切除组FVC%、FEV$_1$%、MVV%、DC%较术前均有明显下降，分别从术前的85.5%、75.1%、72.8%、79.3%下降至术后1年的81.1%、66.7%、65.2%、69.6%，具有显著性差异。肺段切除组术后1年的FVC%、FEV$_1$%、MVV%较术前无明显下降，分别从术前的72.8%、55.3%、49%下降至术后1年的69.1%、52.2%、47%，差异无统计学意义；而肺段切除组术后1年的DC%较术前有明显下降（从67.5%下降至55.0%）。上述研究的结果较为一致地肯定了肺段切除手术对术后近远期肺功能（主要为通气功能）的保护作用，主要受益的指标为FEV$_1$、FVC和MVV。这些研究结果也为我们胸外科医生把握术前肺功能差而难以耐受肺叶切除患者的手术指征提供了一定的理论基础。同时，我们应该也要看到，肺段切除手术的基本原理是较肺叶切除手术保留了更多的肺实质，并未能从根本上改变患者的肺质量。上述研究也显示，患者的肺弥散功能未能通过行肺段切除而受益。因此，对于肺弥散功能和通气功能均较差的患者，我们应从严控制手术指征。

肺段切除手术包括单个肺段切除手术或多个联合肺段切除手术。单个肺段切除手术比联合肺段切除手术保留更多的肺组织，是否更有利于保留肺功能呢？目前，这个层面的临床研究开展较少，研究结果也存在争议。Hiroaki等（2012）报道了一项前瞻性的单臂单中心研究，该研究主要比较了术后患者FEV$_1$占术前FEV$_1$的百分比，其中96例患者接受了切除1个肺段的手术，65例患者接受了切除1.5个或2个肺段的手术，10例患者接受了切除2.5个以上肺段的手术，这三组的术后FEV$_1$/术前FEV$_1$的百分比分别为90%±10%，89%±13%和87%±10%，三组差异无统计学意义。Hiroaki等（2016）进行了一项单中心的、前瞻性的、非随机的对比研究，该研究将术后6～13个月（平均为7个月）的FEV$_1$与术前的FEV$_1$进行比较。非常有意思的是，研究结果显示，肺段切除的数量与FEV$_1$的下降程度相关：切除肺段＜2个的亚组，术后FEV$_1$/术前FEV_1的百分比为97%±10%；切除肺段≥2个的亚组，该值为90%±9%。切除肺段<2个的比切除肺段≥2个的更有利于保存患者的FEV_1，差异有统计学意义。同时，该研究也比较了左肺上叶固有段切除亚组和左肺上叶切除亚组，发现左肺上叶固有段切除亚组和左肺上叶切除亚组的术后FEV_1/术前FEV_1的百分比分别为84%±7%和83%±7%，两组差异无统计学意义。该结果意味着，患者可能并不能从左肺上叶固有段切除手术中获益。上述研究结果对临床的指导意义可能有限，但是对我们今后开展肺段切除手术和肺功能保护方面的相关研究还是有启示作用的。研究者应该将研究更为细化，应将所切除的肺段数量和种类作为研究的变量之一，这样的研究结果可能更具有现实指导意义。

（二）对肿瘤预后的影响

亚肺叶切除术能给有GGN病变、病理检查结果为原位癌或微浸润腺癌的患者带来令人满意的远期疗效。Terumoto等（2009）报道了一项关于亚肺叶切除治疗非侵袭性支气管肺泡细胞癌的Ⅱ期前瞻性临床研究，该研究在1999—2007年共入组了46例病例，其中44例病例接受了楔形切除手术，2例病例接受了解剖性肺段切除手术，该组病例的5年总体生存率（Overall survival，OS）和无病生存率（Disease free survival，DFS）为93%，5年肿瘤特异性生存率（Cancer-specific survival rate，CSSR）为100%。Sugi等（2010）报道了一个样本量更大的前瞻性研究的结果，该研究共纳入了159例以GGN病变为主的病例，上述病例共分为3组，其中A组为肿瘤直径<1.5cm的接受楔形切除组，B组为肿瘤直径1.5~2cm的接受解剖性肺段切除组，C组为肿瘤直径2~3cm的接受肺叶切除组，3组的5年无复发生存率（Recurrence-free survival，RFS）分别为100%、90.5%和94.5%。Tsutani等（2014）报道了239例GGN病变（磨玻璃成分>50%）的临床ⅠA期肺腺癌患者的临床资料，包括90例肺叶切除、56例肺段切除和93例楔形切除患者，术后3年的RFS分别为96.4%、98.75%和98.7%，三组差异无统计学意义（$P=0.04$）。

另外，许多学者关注于亚肺叶切除术对于ⅠA期（按UICC第7版分期）肺癌（未细分肿瘤病理类型）的远期肿瘤相关预后的效果研究，研究发现亚肺叶切除术在治疗上述ⅠA期肺癌时取得了与肺叶切除相当的肿瘤治疗效果（Chen et al., 2012; Hiroaki et al., 2012; Yasuhiro et al., 2013; Terumoto et al., 2016)。Terumoto 等（2016）发表了一项回顾性的临床研究，比较了肺段切除术和肺叶切除术对 IA 期（按 UICC 第 7 版分期）纯实性肺癌结节的治疗效果。该研究共入组 251 例病例（腺癌 196 例，鳞癌 42 例，其他类型癌 13 例），其中 151 例行肺叶切除术（肺叶切除组），100 例行肺段切除术（肺段切除组）。结果显示，肺段切除组和肺叶切除组，5 年、7 年、10 年的 OS 分别为 84.2% 和 85.2%，80.45% 和 75.4%，63.1% 和 65.5%，两组差异无统计学意义（$P=0.767$）；5 年、7 年、10 年的 DFS 分别为 76.8% 和 80%，73.1% 和 71.7%，58% 和 63.8%，两组差异无统计学意义（$P=0.635$）。

但也有学者对上述研究结果有质疑。何建行等（2016）发表了对美国 SEER 数据库研究的结果，该研究共调查了 15760 例在 2000－2012 年接受手术治疗的 IA 期（按 UICC 第 7 版分期）肺癌患者的资料。其中，11520 例接受肺叶切除术（肺叶切除组），4240 例接受亚肺叶切除术（亚肺叶切除组）；对肺叶切除组平均随访 52 个月，对亚肺叶切除组平均随访 43 个月。研究结果显示，对于肿瘤直径 ≤2cm 的肺癌患者，肺叶切除组的 OS 和 LCSS 优于肺段切除组（HR 1.71; 95% CI 1.59～1.83; $P<0.01$）和肺楔形切除组（HR 1.66; 95% CI 1.51～1.83; $P<0.001$），差异有统计学意义。可见，肺段切除术和肺楔形切除术是影响病灶直径 ≤2cm 的肺癌远期 OS 及 LCSS 不良的相关因素。

总之，目前关于亚肺叶切除术对肿瘤预后的影响仍存在争议，尚缺乏大样本、前瞻性、多中心、随机对照的临床研究。我们期待正在进行的美国的 CALGB 140503（National Institutes of Health，2010）和日本的 JCOG 0802/WJOG 4607L（Nakamura，2010）两个随机对照研究的结果能够为我们提供一个一致的结论。

（赵国芳　杨明磊　曹金林）

◇参◇考◇文◇献◇

Chen XZ, Wentao F, Teng M, et al. Comparison of thoracoscopic segmentectomy and thoracoscopic lobectomy for small-sized stage IA lung cancer. Ann Thorac Surg, 2012, 94: 362-367.

Dai C, Shen J, Ren Y, et al. Choice of surgical procedure for patients with non-small-cell lung cancer ≤1 cm or > 1 to 2 cm among lobectomy, segmentectomy, and wedge resection: a population-based study[J]. J Clin Oncol, 34: 3175-3182.

Harada H, Okada M, Sakamoto T, et al. Functional advantage after radical segmentectomy versus lobectomy for lung cancer[J]. Ann Thorac Surg, 2005, 80: 2041-2045.

Hiroaki N, Morihito O. Illustrated anatomical segmentectomy for lung cancer [M]. Berlin Heidelberg: Springer , 2012.

Hiroaki N, Takeshi M, Koei I, et al. Segmentectomy for selected $cT_1N_0M_0$ non-small cell lung cancer: a prospective study at a single institute[J]. J Thorac Cardiovasc Surg, 2012, 144: 87-93.

Hiroaki N, Takeshi M, Yotaro I, et al. Is completion lobectomy merited for unanticipated nodal metastases after radical segmentectomy for $cT_1N_0M_0/pN_{1-2}$ non-small cell lung cancer?[J]. J Thorac Cardiovasc Surg, 2012, 143: 820-824.

Hiroaki N, Yue C, Hiroshi S. Systemic and regional pulmonary function after segmentectomy[J]. J Thorac Cardiovasc Surg, 2016, 152: 747-753.

Keenan RJ, Landreneau RJ, Maley RH, et al. Segmentectomy resection spares pulmonary function in patients with stage I lung cancer[J]. Ann Thorac Surg, 2004, 78: 228-233.

Nakamura K, Saji H, Nakajima R, et al. A phase Ⅲ randomized trial of lobectomy versus limited resection for small-sized peripheral non-small cell lung cancer (JCOG0802/WJOG4607l)[J]. Jpn J Clin Oncol, 2010, 40: 271-274.

National Institutes of Health. National Cancer Institute. CALGB- 140503. Phase Ⅲ randomized study of lobectomy versus sublobar resection in patients with small peripheral stage Ia non-small cell lung cancer. Available at: http://www. cancer.gov/clinicaltrials/calgb- 140503. Accessed March 16, 2010.

Saito H, Nakagawa T, Ito M, et al. Pulmonary function after lobectomy versus segmentectomy in patients with stage I non-small cell lung cancer[J]. World J Surg, 2014, 38: 2025-2031.

Sugi K, Kobayashi S, Sudou M, et al. Long-term prognosis of video-assisted limited surgery for early lung cancer[J]. Eur J Cardiothorac Surg, 2010, 37(2): 456-460.

Takizawa T, Haga M, Yagi N, et al. Pulmonary function after segmentectomy for small peripheral carcinoma of thelung[J]. J Thorac Cardiovasc Surg, 1999, 118: 536-541.

Terumoto K, Akihiko K, Seijiro S, et al. Lobectomy versus segmentectomy in radiologically pure solid small-sized non-small cell lung cancer[J]. Ann Thorac Surg, 2016, 101: 1354-1360.

Terumoto K, Kenichi T, Toru S, et al. Limited resection for noninvasive bronchioloalveolar carcinoma diagnosed by intraoperative pathologic examination[J]. Ann Thorac Surg, 2009, 88: 1106–1111.

Tsutani Y, Miyata Y, Nakayama H, et al. Appropriate sublobar resection choice for ground glass opacity–dominant clinical stage Ia lung adenocarcinoma: wedge resection or segmentectomy [J]. Chest, 2014, 145(1): 66–71.

Yasuhiro T, Yoshihiro M, Haruhiko N, et al. Oncologic outcomes of segmentectomy compared with lobectomy for clinical stage Ia lung adenocarcinoma: propensity score–matched analysis in a multicenter study[J]. J Thorac Cardiovasc Surg, 2013, 146: 358–364.

第六节　肺段切除术的适应证和禁忌证

早在1939年，Churchill和Belsey首次将肺段切除（左肺上叶舌段）术应用于治疗结核性肺舌段不张。随后，Jensik等报道用肺段切除术治疗早期肺癌，并认为肺段切除术与肺叶切除术治疗早期肺癌的肿瘤学效果相似。但是长期以来，肺段切除术主要作为心肺功能不全患者的一种姑息性治疗手段。1995年，肺癌研究小组（Lung cancer study group，LCSG）的一项临床随机对照研究结果对此后20年肺段切除术治疗早期肺癌产生了深远的影响（Ginsberg, Rubinstein, 1995）。该研究表明，肺叶切除术治疗早期肺癌患者后的肿瘤复发率较亚肺叶切除术明显下降，从而将肺叶切除术定为治疗早期NSCLC的金标准。然而，该研究同时将接受肺段切除术和楔形切除术的患者与接受肺叶切除术的患者进行比较，但研究所纳入患者的肿瘤直径最大为3cm，因此不能准确评判肺叶切除术与肺段切除术的肿瘤学效果。

亚肺叶切除手术包括两种截然不同的术式（Keenan et al., 2004；Kilic et al., 2009），即非解剖性切除（楔形切除）和解剖性切除（肺段切除）。两者的不同点在于肺段切除术要求遵循肺叶切除术的肿瘤学原则，如解剖性分离肺段静脉、动脉、支气管，以及较好地清除肺实质组织。相比于肺楔形切除，肺段切除可以获得足够的肿瘤切缘，保留残余肺的形态，对肺段间淋巴结的清扫可降低恶性肿瘤的局部复发和转移率，这也使临床胸外科医生和肿瘤患者更容易接受。

在某些情况下，对于具有高风险因素的人群，如高龄、呼吸功能储备较差、有肺部切除手术史的早期肺癌患者（Schuchert et al.，2009；Schuchert et al.，2012；Brown et al.，2016），为了应对潜在的手术风险及可能的对生活质量和呼吸功能的长期损害，外科医生开始妥协性地应用亚肺叶切除术来治疗肺癌。

近年来，随着CT肺癌筛查的普及，越来越多的早期肺癌被发现，临床医生开始思考用传统的肺叶切除治疗早期肺癌是否太过"奢侈"。多项回顾性研究结果显示，肺段切除治疗早期肺癌的效果与肺叶切除相当，患者术后的总生存时间和无复发生存率均无明显差异，同时肺段切除可以更好地保留患者的术后肺功能（Leshnower et al.，2010；Zhang et al.，2015）。部分经过选择的早期肺癌患者，可以通过微创的电视辅助胸腔镜（Video-assisted thoracic surgery，VATS）肺段切除术来实现对肺实质的更多保留，从而更好地保护患者的术后肺功能。该优势显而易见。

随着VATS的开展和应用，及其在全球胸外科医生中的不断推广和普及，胸腔镜手术技术有了巨大的提高。对于用VATS治疗早期肺癌，美国国立综合癌症网络（National Comprehensive Cancer Network，NCCN）指南的态度从一开始的谨慎，变成到最后的强烈推荐。"精准医学"时代的到来和"极致微创"领域的开辟，使我们对传统的肺癌标准术式——"肺叶切除术"治疗早期肺癌有了越来越多的思考：部分早期肺癌切除的范围能否更加"微创"？

著名哲学家黑格尔曾说，存在即合理。已有大量文献报道了应用VATS肺段切除术治疗早期肺癌。这些研究不仅证实了VATS治疗早期肺癌的安全性和可行性，且其应用似乎愈发广泛（Carr et al.，2012；Donahue et al.，2012；Schuchert et al.，2012；Tsutani et al.，2013；Landreneau et al.，2014；Ghaly et al.，2016）。因此，近年来胸外科临床医生对用肺段切除或是肺叶切除治疗早期肺癌展开了激烈的讨论（Zhong et al.，2012；Hwang et al.，2015；Kodama et al.，2016）。

本节，我们主要结合现有的临床数据和临床实践经验对肺段切除手术的适应证和禁忌证做简要的概述和推荐。

一、肺段切除术的适应证

（一）NCCN 指南推荐

由于我国老龄化趋势日渐明显，CT 肺癌筛查也渐普及，所以早期和高龄肺癌患者逐渐增多。高龄患者往往合并一种或多种全身性疾病，最常见的是肺部疾病，如慢性支气管炎、肺气肿甚至肺源性心脏病。对于此类患者，NCCN 指南（非小细胞肺癌）指出，亚肺叶切除术（即肺段切除术或肺楔形切除术）在不增加手术风险且技术允许的前提下，可以用于以下情况。①肺功能差或因其他严重合并症而不能耐受肺叶切除术者。②CT 检查提示为肺内周围型非侵袭性病变（指位于肺实质外侧 1/3），病变直径≤2cm，并具有以下任一特征：病理检查证实为单纯的原位腺癌（Adenocarcinoma in situ, AIS）；CT 随访 1 年以上高度怀疑为恶性肿瘤，磨玻璃样成分≥50%；影像学检查证实肿瘤倍增时间≥400d。

同时，该指南强调术中需要保证所切除的肺组织切缘与病变边缘的距离≥2cm，或切缘距离≥肿瘤直径，快速病理检查结果显示为切缘阴性。在不增加手术风险及技术条件允许的前提下，应适当对肺门和纵隔淋巴结进行淋巴结采样。在不违反肿瘤治疗标准和胸部手术原则的基础上，对无解剖学和手术禁忌证的早期肺癌患者，应当优先考虑 VATS 和微创手术。

（二）作者推荐

结合目前已有的文献报道及其临床应用经验，我们将肺段切除术的适应证根据疾病（良性、恶性）进行分类；同时对于恶性肿瘤，我们根据文献报道将其归为妥协性、意向性和特异性切除三种。

1. 肺部良性病变

适用肺段切除的肺部良性病变适应证有良性病变范围较大、解剖位置深而无法进行楔形切除，或者良性肿块病变局限于某个肺段（见图1-13），如支气管扩张、结核球、炎性假瘤、肺囊肿、硬化性血管瘤、先天性囊性腺瘤样畸形等。

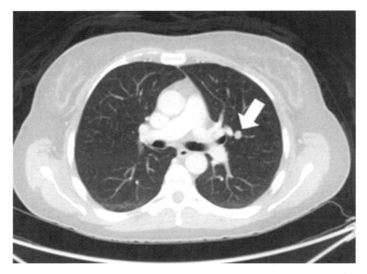

图1-13 病灶位置较深，无法接受楔形切除

2. 肺部恶性病变

对于肺部恶性病变，肺段切除有妥协性切除、意向性切除和特异性切除。

（1）妥协性切除的适应证：①心肺功能差、无法耐受肺叶切除术，且分期不超过ⅠB期；②患者年龄≥75岁，且存在多种合并症；③有实性恶性肿瘤病史，且术中冰冻病理切片不能证实其结节是原发性肺癌还是转移性的；④有肺部手术病史；⑤肺内有多发病灶需同时切除或将来可能需要再次手术。

（2）意向性切除的适应证：①周围型早期NSCLC（ⅠA期为主），肿瘤直径≤2cm，且没有外侵和转移；②肿瘤恶性程度低（AIS和MIA）或GGN成分≥50%（见图1-14）；③血清肿瘤学标志物水平正常，如癌胚抗原（Carcino-embryonic antigen, CEA）等水平正常，术中纵隔淋巴结（N_1）、肺门淋巴结（N_2）采样活检阴性；④若病灶位于多个肺段之间或支气管根部，则可行联合肺段切除或肺叶切除。

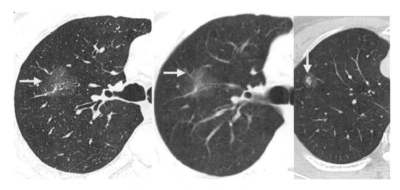

图1-14　GGN成分大于50%

（3）特异性切除的适应证：①可疑转移性或术前难以明确性质的肺部结节，若病灶位置深（但仍位于某一肺段内）、紧邻肺段血管、肺段支气管而不能行肺楔形切除术，则为避免肺叶切除可以考虑行肺段切除；②楔形切除不能保证切缘或因此切缘不满意的。

二、肺段切除术的禁忌证

肺段切除术的禁忌证如下。①肿瘤恶性程度高（如肺浸润性腺癌）或病变跨多个肺段；②术前怀疑有淋巴结转移；③术中冰冻病理结果无法明确是否为浸润性癌；④肿瘤病灶靠近肺门，无法保证足够切缘（需优先选择肺叶切除术）；⑤患者心肺功能差、无法耐受手术或麻醉。

总之，准确把握肺段切除的适应证和禁忌证，可以最大限度地保留健康肺组织，减少肺功能的损失，同时也保证手术的安全性和有效性。然而，肺段切除手术操作复杂、技术要求高，胸外科医生在开展肺段切除手术前需经过严格的专科培训，严格掌握手术的适应证和禁忌证，重视规范化手术操作。

（陈保富　沈建飞　韩　佳）

◇参◇考◇文◇献◇

Brown LM, Louie BE, Jackson N, et al. Recurrence and survival after segmentectomy in patients with prior lung resection for early-stage non-small cell lung cancer[J]. The Annals of Thoracic Surgery, 2016, 102(4): 1110-1118.

Carr SR, Schuchert MJ, Pennathur A, et al. Impact of tumor size on outcomes after anatomic lung resection for stage IA non-small cell lung cancer based on the current staging system[J]. The Journal of Thoracic and Cardiovascular Surgery, 2012, 143(2): 390-397.

Churchill ED, Belsey R. Segmental pneumonectony in bronchiectasis: the lingula segment of the left upper lobe. Ann Surg, 1939, 109(4): 481-499.

Donahue JM, Morse CR, Wigle DA, et al. Oncologic efficacy of anatomic segmentectomy in stage IA lung cancer patients with T_{1a} tumors[J]. The Annals of Thoracic Surgery, 2012, 93(2): 381-387; discussion 387-388.

Ghaly G, Kamel M, Nasar A, et al. Video-assisted thoracoscopic surgery is a safe and effective alternative to thoracotomy for anatomical segmentectomy in patients with clinical stage I non-small cell lung cancer[J]. The Annals of Thoracic Surgery, 2016, 101(2): 465-472; discussion 472.

Ginsberg RJ, Rubinstein LV. Randomized trial of lobectomy versus limited resection for T_1N_0 non-small cell lung cancer. Lung cancer study group[J]. The Annals of Thoracic Surgery, 1995, 60 (3): 615-622; discussion 622-613.

Hwang Y, Kang CH, Kim HS, et al. Comparison of thoracoscopic segmentectomy and thoracoscopic lobectomy on the patients with non-small cell lung cancer: a propensity score matching study [J]. European Journal of Cardio-thoracic Surgery, 2015, 48(2): 273-278.

Jensik RJ, Faber LP, Kittle CF. Segmental resection for bronchogenic carcinoma. Ann Thorac Surg, 1979, 28(5): 475-483.

Keenan RJ, Landreneau RJ, Maley RH Jr. et al. Segmental resection spares pulmonary function in patients with stage I lung cancer[J]. The Annals of Thoracic Surgery, 2004, 78(1): 228-233; discussion 228-233.

Kilic A, Schuchert MJ, Pettiford BL, et al. Anatomic segmentectomy for stage I non-small cell lung cancer in the elderly[J]. The Annals of Thoracic Surgery, 2009, 87(6): 1662-1666; discussion 1667-1668.

Kodama K, Higashiyama M, Okami J, et al. Oncologic outcomes of segmentectomy versus lobectomy for clinical $T_{1a}N_0M_0$ non-small cell lung cancer[J]. The Annals of Thoracic Surgery, 2016, 101 (2): 504-511.

Landreneau RJ, Normolle DP, Christie NA, et al. Recurrence and survival outcomes after anatomic segmentectomy versus lobectomy for clinical stage I non-small-cell lung cancer: a propensity-matched analysis[J]. J Clin Oncol, 2014, 32(23): 2449-2455.

Leshnower BG, Miller DL, Fernandez FG, et al. Video-assisted thoracoscopic surgery segmentectomy: a safe and effective procedure[J]. The Annals of Thoracic Surgery, 2010, 89(5): 1571-1576.

Schuchert MJ, Abbas G, Awais O, et al. Anatomic segmentectomy for the solitary pulmonary nodule and early-stage lung cancer[J]. The Annals of Thoracic Surgery, 2012, 93(6): 1780-1785; discussion 1786-1787.

Schuchert MJ, Awais O, Abbas G, et al. Influence of age and IB status after resection of nodenegative non-small cell lung cancer. The Annals of Thoracic Surgery, 2012, 93(3): 929-935; discussion 935-926.

Schuchert MJ, Pettiford B, Kilic A, et al. Clinical impact of age on outcomes following anatomic lung resection for stage I non-small cell lung cancer[J]. J Clin Oncol, 2009, 27(15suppl): 7515.

Tsutani Y, Miyata Y, Nakayama H, et al. Oncologic outcomes of segmentectomy compared with lobectomy for clinical stage IA lung adenocarcinoma: propensity score-matched analysis in a multicenter study[J]. The Journal of Thoracic and Cardiovascular Surgery, 2013, 146(2): 358-364.

Zhang L, Li M, Yin R, et al. Comparison of the oncologic outcomes of anatomic segmentectomy and lobectomy for early-stage non-small cell lung cancer[J]. The Annals of Thoracic Surgery, 2015, 99(2): 728-737.

Zhong C, Fang W, Mao T, et al. Comparison of thoracoscopic segmentectomy and thoracoscopic lobectomy for small-sized stage IA lung cancer. The Annals of Thoracic Surgery, 2012, 94(2): 362-367.

第二章 | 微创肺段切除手术概述

第一节 术前准备

一、术前评估及准备

（一）影像学及纤维支气管镜检查

1. 胸部CT

随着肺部计算机断层扫描（Computed tomography, CT）及低剂量CT（Low dose computed tomography, LDCT）在常规体检中的逐渐普及，临床工作中常常能遇到肺部小结节乃至微小结节的患者。高分辨率CT（High resolution computed tomography, HRCT）的重建图像层厚为1～2mm，远小于普通胸部CT的5～8mm层厚，有助于明确肺部小结节及微小结节性质，例如用于测量肺磨玻璃结节（Ground glass nodule, GGN）直径、CT值，以及评估内部是否存在实性成分、是否有血管经过结节（见图2-1），从而有利于对肺部结节进行随访以及把握手术指征。另外，在高分辨率CT图像中，肺裂的发育状况更为清晰（见图2-2）。

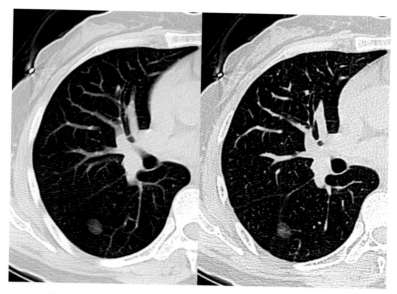

图2-1 HRCT（右图）图像较普通CT（左图）更为锐利，
可以清晰地看到血管进入肿块

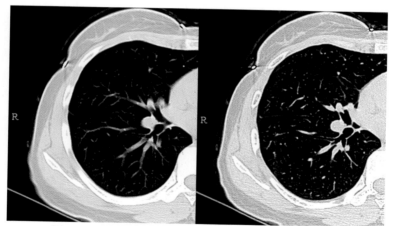

图2-2 HRCT（右图）中肺裂的显示较普通CT（左图）
更为清晰

　　对于较复杂的肺段切除，建议术前进行肺动脉计算机断层扫描血管造影
（Computed tomography angiography, CTA）检查和支气管三维重建，以助于精确
判断结节的肺段归属及与血管的关系，并能在术前就发现可能存在的血管和支
气管解剖变异（见图2-3）。

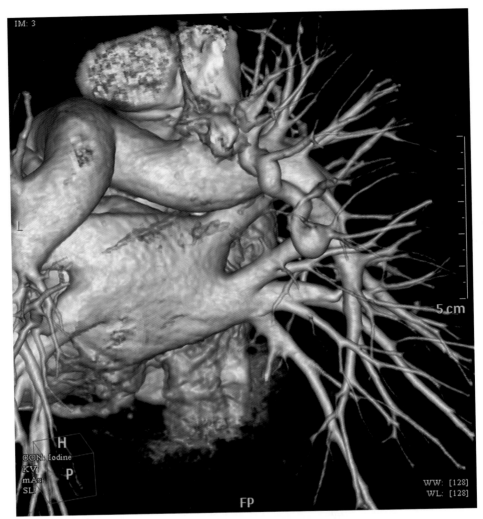

图2-3　肺动静脉CTA三维重建图

　　胸部增强CT检查则有助于了解肿瘤、淋巴结与相邻血管的关系。

　　2. 纤维支气管镜

　　纤维支气管镜（简称纤支镜）用于评估肿瘤是否侵犯支气管（见图2-4），有助于对术式进行决策；另外，也可用于评估段支气管的变异情况（见图2-5）。

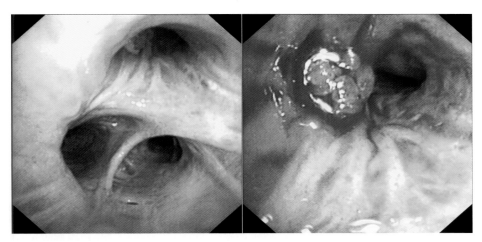

图2-4 右上叶尖段一亚段开口新生物，活检病理检查结果为鳞状细胞癌，此种情况下行尖段切除或右上叶切除均应避免使用切割缝合器离断气管，避免残端切缘阳性

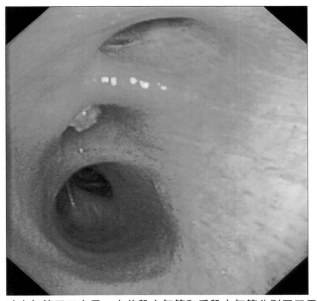

图2-5 右上叶支气管开口变异，尖前段支气管和后段支气管分别开口于右主支气管

（二）肿瘤状况评估

对于伴有淋巴结 N_1 或 N_2 肿大的肺部结节，术前行 PET-CT 检查可评估淋巴结转移情况，亦可行超声支气管镜引导针吸活检术（Endobronchial ultrasound guided tranbronchial needle aspiration, EBUS-TBNA）对淋巴结进行活检，从而确定 N 分期（见图 2-6）。PET-CT 检查还有助于了解癌症的全身转移情况。对于未行 PET-CT 检查的患者，术前需行头颅 MRI，及肝、胆、脾、胰和肾上腺 B 超检查等。

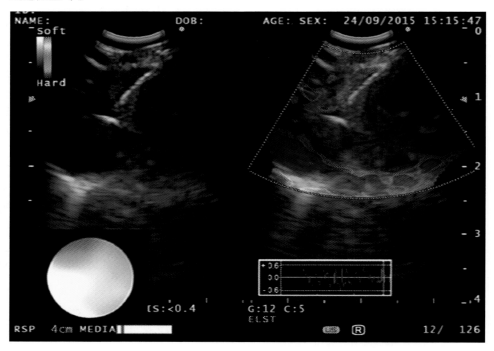

图 2-6　第 7 组肿大淋巴结 EBUS-TBNA，病理诊断为腺癌。图中右边彩色图像为淋巴结内超声弹性显像；蓝色区域淋巴结组织质地较硬、弹性差，考虑为转移至淋巴结的肿瘤组织，穿刺此处区域检查的阳性率较高

（三）重要脏器功能评估及基础疾病的控制

近年来，高龄患者及伴发多种合并症的患者越来越多。对于因无法耐受肺叶切除而行妥协性肺段切除的患者，充分的术前评估和准备显得尤为重要。

肺功能评估一般采取肺功能检查、动脉血气分析和运动负荷试验或爬楼试验，可评估肺功能储备情况，从而判断患者是否能耐受术中单肺通气及肺组织的切除。对于肺功能不佳的患者，术前可采取控制肺部感染、戒烟、雾化吸入、呼吸功能锻炼、正确咳嗽方法宣教等手段进行改善，继而再次评估，直至满足手术要求（见图 2-7）。

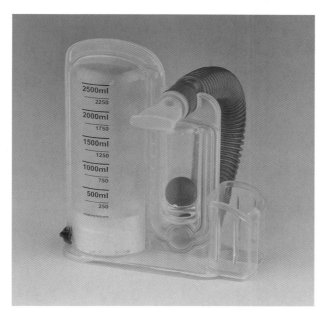

图2-7　呼吸功能训练器

对于合并心血管疾病的患者，需根据情况进行超声心动图、动态心电图、冠状动脉CTA或冠状动脉造影等检查。术前需控制高血压及心律失常。对于半年内曾发生心肌梗死或心力衰竭的患者，一般认为风险较大，不适合进行手术。

对于有其他基础疾病（例如糖尿病、脑梗死、下肢深静脉血栓、肝肾功能不全等）的患者，术前也应行相应的检查、评估以及治疗。

（四）其他术前准备

1. 术前沐浴

术前沐浴或淋浴有助于预防手术部位感染，使用普通肥皂或消毒肥皂即可。世界卫生组织（World Health Organization, WHO）最新的预防手术部位感染指南（WHO, 2016）并不推荐使用氯己定溶液清洗手术区域。

2. 清除毛发

在传统的术前剃毛后，细菌会在表皮创面上定植，从而成倍地增加手术部位感染的机会。应使用剪刀或电动剃刀去除毛发。

3. 术前预防性应用抗生素

围手术期预防应用抗菌药物指南（中华医学会外科学分会，中华外科杂志编辑委员会，2006）指出，在肺部手术中预防性使用的抗生素可选择头孢唑啉、头孢拉定、头孢呋辛或头孢曲松。在患者对青霉素过敏而不宜使用头孢菌素时，可考虑使用克林霉素。氨基糖苷类、万古霉素和喹诺酮类抗生素一般不宜用于预防性抗感染。预防性使用抗生素的给药时机极为关键，一般应在切皮前30min经静脉给药。若手术时间超过3h或出血量超过1000mL，则应再给予一剂抗生素。

二、定 位

（一）术前定位

术前定位通常在CT引导下进行。各中心的定位方式各有不同，如在病变处注射亚甲蓝、置入Hook-wire（见图2-8）、置入弹簧圈或注入化学胶等。这些方法各有利弊，应根据实际情况灵活选用。

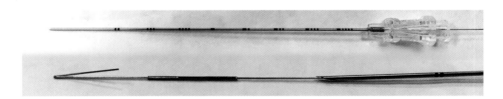

图2-8 Hook-wire

（二）术中定位

对于近胸膜处的恶性病变，通常可以在胸膜表面发现轻微的牵拉凹陷。因此，在术中定位时，对于位于前胸壁靠近切口处的结节，可以直接用手指触摸定位；对于无法触及的肺组织，可以用卵圆钳反复轻轻推挤，可以在结节附近感受到轻微的肺组织活动度和阻力的异常。另外，还可以通过寻找解剖标记来大致估计结节的位置。有条件的中心还可采用术中超声或术中电磁导航定位。

三、体　位

患者体位采取健侧卧位、折刀位。将健侧胸部垫高，有助于增宽患侧肋间隙，降低手术操作难度；而患侧手臂宜充分展开，与腋中线夹角略大于90°，以便于获得更大的操作空间（见图2-9）。

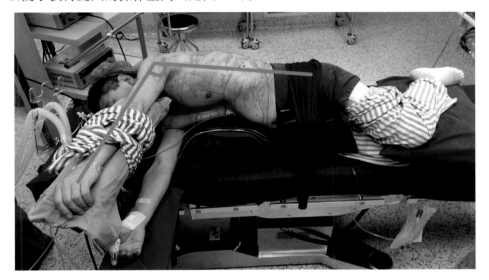

图2-9　肺部手术体位

（何哲浩　牛越群）

◇参◇考◇文◇献◇

[1] WHO. Global guidelines on the prevention of surgical site infection. 2016.

[2] 中华医学会外科学分会, 中华外科杂志编辑委员会. 围手术期预防应用抗菌药物指南 [J]. 中华外科杂志, 2006, 44(23): 1594-1596.

第二节　麻　醉

微创外科是建立在外科基础上，立足于现代科学技术的外科治疗一个新阶段。其目的在于减少患者的手术创伤，提高手术效果，使患者获益达到最大化。因此，在手术创伤较大的胸科手术技术发展过程中，电视辅助胸腔镜技术应运而生。此新兴技术不仅具有创伤小、术后切口疼痛小的特点，而且借助现代化摄影、显像技术，将手术视野清晰显现并放大，有助于实现肺的解剖切除（如肺段切除），从而最大限度地保留健康肺组织，对患者具有肺功能影响小、恢复快、住院周期短等优点（Nomori et al.，2012）。因此，电视辅助胸腔镜技术成为肺部手术患者加速康复的重要环节。

近20年来，加速康复外科（Enhanced recovery after surgery，ERAS；Fast track surgery）一词频繁出现（Loop，2016）。其主要是在整个手术治疗过程中（从术前准备到治疗结束出院），应用临床上已成熟的理论和方法，使患者围手术期应激反应降至最低，从而加速患者的康复，缩短患者术后住院时间。所采取的措施包括：术前一日不禁食，优化体液状态，良好镇痛及鼓励早期下床活动等。目前，ERAS的研究进展主要集中在腹部外科和骨盆手术领域，但ERAS策略在胸科麻醉和手术中也受到了关注（Jones et al.，2013）。在本节中，我们将以ERAS为导向，着重讨论微创肺段切除手术麻醉的特点。首先讨论术前麻醉评估和术前准备；然后，概述肺隔离技术，微创肺段手术麻醉管理特点；最后，介绍患者的术后管理。

一、微创肺段手术的术前麻醉评估

麻醉医生对患者进行术前麻醉评估的目的在于以下几个方面。①利用术前评估识别高风险的患者。②同时，根据评估结果决定患者是按计划进行手术，还是需要暂缓手术以进一步准备，或不适宜手术。③然后根据评估的风险分级实施围术期处理，将资源集中于高风险患者，以改善其预后。但麻醉医生有时会被要求就某一特殊的高危患者是否能耐受某一特殊的手术而发表意见，比如手术过程中需扩大手术范围。在这种情况下，麻醉医生必须充分了解患者的术前状况，了解手术所可能引起的病理生理变化。术前评估的内容和目的见表2-1（Choi, Mazzone, 2015）。

表2-1　术前评估内容及目的

评估内容	目　　　的
术前临床资料	详细的术前评估有利于患者当天入院手术的实施,降低临时停止手术的发生率
风险评估	有利于签署知情同意,并提前安排适当的资源
宣教	患者和家属通过口头及书面形式获得关于住院时间、恢复过程及出院的详细信息

对肺切除手术患者，除进行常规术前评估外，还需进行术前麻醉评估。术前麻醉评估的重点是对呼吸系统和心血管系统的评估。

（一）对呼吸系统的评估

对呼吸系统的评估主要通过呼吸系统的症状、体格检查与呼吸功能，全面了解呼吸系统的功能。

胸科手术的患者常伴有咳嗽、咳痰、咯血及呼吸困难等症状，术前评估应了解其吸烟史、呼吸困难程度以及咳嗽和咳痰的性质。对于术前咳痰量大的患者，应考虑使用双腔气管导管，以防止术中痰液流向健侧；对于咯血患者，为了避免窒息，也应考虑使用双腔气管导管；对于术前长期肺不张的患者，术中及术后应做好预防复张性肺水肿的准备。

体格检查时，应注意观察患者的一般情况（营养状况、有无发绀、杵状指等），判断气管插管的难度，观察患者的呼吸频率及幅度，听诊呼吸音。

对呼吸系统的特殊检查包括气管/支气管镜检查、支气管造影及肺功能测

微创肺段手术学

定等。了解患者既往的生活详情是评估呼吸功能的最好方法。对所有肺切除患者，术前均应进行简易呼吸功能的测定，它包括肺机械功能（呼吸力学）、肺实质功能（气体交换功能）以及心肺储备功能三个方面。

1. 肺机械功能

呼吸力学与容量的指标，如1秒用力呼气量（Forced expiratory volume in 1 second, FEV_1）、用力潮气量（Forced vital capacity, FVC）、最大通气量（Maximal voluntary ventilation, MVV）及残气量/肺总量比值（Residual volume/total lung capacity ratio, RV/TLC）等用按年龄、性别及体重校正的预计值的百分比来表示。它们与肺手术患者的预后相关。其中，术后FEV_1预测值（Predicted postoperative FEV_1, $ppoFEV_1$）是最有效的单个指标。其计算方法如下：$ppoFEV_1\%$＝术前$FEV_1\%×$（1－切除的功能性肺组织所占的百分数）。

每个肺叶的亚段数量被用来计算术后肺功能的预测值（见图2-10）。当$ppoFEV_1>40\%$时，术后呼吸系统并发症的发生率较低；当$ppoFEV_1<40\%$时，术后发生严重呼吸系统并发症的风险增加；而当$ppoFEV_1<30\%$时，则存在高风险。

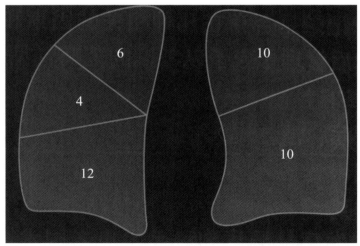

图2-10　肺段示意图：总的亚段数量为42，每个肺叶的亚段数量被用来计算术后肺功能的预测值。例如术前FEV_1为正常值70%的患者在右下肺叶切除术后的FEV_1预测值（$ppoFEV_1$）为70%×（1－12/42×100%）＝50%（邓小明，曾因明，2011）

2. 肺实质功能

肺实质功能反映的是肺内血管床与肺泡间交换氧气和二氧化碳的能力。传统的动脉血气参数（$PaO_2<60mmHg$ 和 $PaCO_2>45mmHg$）不足以作为判断患者能否耐受肺切除术的标准。采用肺量计和体积描记仪检查的一氧化碳弥散能力（Diffusing capacity for carbon monoxide，DLco）是反映肺气体交换能力的最有用指标。与 FEV_1 的计算相似，被切除的有功能的肺亚段数量的计算也可以预测肺切除后的 DLco 值。ppoDLco<预计值的40%，则发生呼吸系统和心脏并发症的风险增加，并且这在很大程度上不依赖于 FEV_1。术前 FEV_1 或 DLco<预计值的20%，则围术期患者的死亡率高得惊人。

3. 心肺储备功能

目前，实验室运动试验是评估心肺功能的"金标准"，最大氧耗量（VO_{2max}）是判断开胸手术预后的最好预测指标。当术前 $VO_{2max}<15mL/(kg \cdot min)$ 时，术后患者的并发症发生率及死亡率极高；而当 $VO_{2max}>20mL/(kg \cdot min)$ 时，很少发生并发症。根据切除的有功能的肺组织比例，可以预测患者肺叶切除后的运动能力。ppoVO$_{2max}<10mL/(kg \cdot min)$ 可能是肺切除术的绝对禁忌证，患者死亡率极高。由于要完成完整的一套实验室运动试验所需的费用非常高，所以对于能行走的患者通常用传统的爬楼梯试验来替代。试验时，患者按自己的步速不间断爬楼，以所爬楼梯的段数作为记录指标。常用的是将20级、每级6英寸高度（即每级15cm高度）的楼梯作为一段。如果能爬5段楼梯，则意味着 $VO_{2max}>20mL/(kg \cdot min)$；如果能爬2段楼梯，则意味着 VO_{2max} 约为 $12mL/(kg \cdot min)$；如果不能爬2段楼梯，那么表明手术风险极高。

6分钟步行距离测试（6 Minutes walk test, 6MWT）也是不需要任何设备的一项有效检测。6MWT距离<610m（2000英尺），意味着 $VO_{2max}<15mL/(kg \cdot min)$，也表明运动过程中出现了脉搏氧饱和度（$SpO_2$）下降。如果运动中 SpO_2 下降超过4%，那么术后发生并发症及死亡的风险均增加。

没有任何一项呼吸功能检查可以单独、可靠地用于评估术前肺功能。以上三个方面的评估构成了胸科手术术前肺功能评估的基础（见图2-11）。这些数据不仅可以用于制订术中及术后的管理计划，而且也可以作为判断患者在术中是否能耐受手术切除范围扩大的参考（见图2-12）。

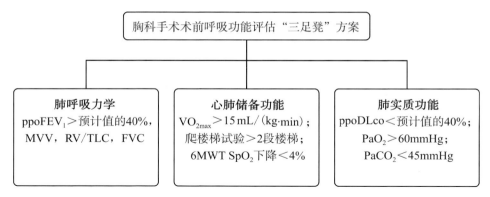

图2-11 胸科手术术前呼吸功能的"三足凳"方案（邓小明，曾因明，2011）

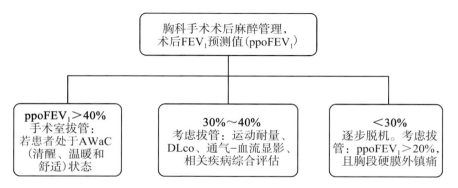

图2-12 以术前评估与术中切除的功能性肺组织量为指导的麻醉管理（邓小明，曾因明，2011）

（二）对心血管系统的评估

肺切除手术患者多有吸烟史，因此他们具备了心血管疾病的一项危险因素。另外，对胸科手术患者评估的重要参数是肺血管阻力是否增加。由于肺血管床横截面减小，所以需评估肺血管床是否有能力适应低灌注复灌后的肺血流增加情况。尤其对老年患者，术前应常规进行经胸超声心动图检查，以排除肺动脉高压的可能。

对伴有心血管疾病拟行肺切除手术的患者，可根据其临床危险因素、心脏疾病情况和活动时的代谢当量（Metablic equivalents, METs）等综合情况进行评估。

1. 临床危险因素

对心血管系统的临床危险可包括心脏疾病活动期风险、中等风险和次要风险。在心脏疾病活动期（见表2-2），应先处理心脏问题，再择期行非心脏手术。中等风险包括有缺血性心脏病病史，心电图（Electrocardiograph, ECG）检查提示有病理性Q波史，代偿性心力衰竭，或有既往心力衰竭病史、脑血管疾病病史、糖尿病病史及肾功能不全病史。次要风险（未被证实是否可增加围手术期风险）包括高龄（年龄≥70岁），ECG异常（左室肥厚、左束支传导阻滞、ST-T异常等），非窦性心律失常及未被控制的高血压。

表2-2　心脏疾病活动期（Class I，证据水平B*）

心脏疾病	心脏疾病的解释
不稳定性冠状动脉综合征	急性(7d)或近期(1个月)有发生心肌梗死，或不稳定型或严重心绞痛
失代偿性心力衰竭	心功能IV级,心功能恶化,心力衰竭初发
严重心律失常	重度房室传导阻滞(莫式II度或III度房室传导阻滞),心脏病伴症状明显的室性心律失常,心室率不能控制的室上性心律失常(心室率>100次/min的房颤)
严重瓣膜疾病	严重主动脉瓣狭窄(平均压差>40mmHg),主动脉瓣口面积小于1.0cm²且伴有明显症状

*:Class I类:已证实和(或)一致公认某诊疗措施有益、有用或有效。
证据水平B:资料来源于单项随机临床试验或多项非随机试验。

2. 体能储备

体能储备与机体心肺功能密切相关。不同体力活动时的代谢当量见表2-3。METs<4说明功能储备差，非心脏手术时心脏风险明显增大。如果患者无症状，可以每天跑步30min，那么无须行进一步检查。对于因疾病不能运动、功能储备不确定的患者，则可采取无创心脏应激试验来评估。

表2-3　不同体力活动时的代谢当量

代谢当量	体力活动
1METs	生活自理; 能在室内活动; 能以3～5km/h的速度走1～2条街

续　表

代谢当量	体力活动
4METs	能在家中干活(做清洁工作或洗衣服); 能上一楼或走上小山坡; 能以6.4km/h的速度平地行走; 能短距离跑步; 干重活(如拖地板或搬家具等); 能参加中等度体育活动(如打高尔夫球、打保龄球、跳舞、双打网球、投垒球或踢足球等)
10METs	能参加强度较大的运动(如游泳、单打网球、打篮球、踢足球或滑雪等)

（三）年龄评估

高龄被视为胸科手术的高危因素。虽然研究结果显示，80～92岁患者行肺切除术的死亡率仅为3%，但老年患者术后呼吸系统和心脏并发症的发生率高于40%。因此，术前评估的重要内容包括心脏并发症的发生情况和肺功能。对老年患者行胸科手术前的心脏评估流程见图2-13。

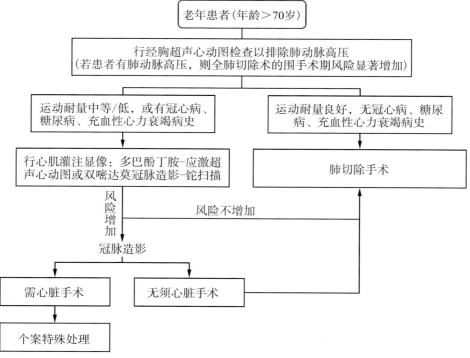

图2-13　老年患者胸科（非心脏）手术术前心脏评估的流程（邓小明，曾因明，2011）

（四）肺癌患者的特殊评估

在评估肿瘤患者时，应对与恶性肿瘤相关的情况进行评估，即肿块效应、代谢异常、转移及药物治疗（见表2-4）。如博来霉素（适用于治疗生殖细胞来源的肺转移性肿瘤）可能加剧肺氧毒性的损伤。因此，对于接受过博来霉素治疗的患者，在保障患者安全的前提下，尽量选择最低的吸入氧浓度，并密切监测血氧分压。术前接受顺铂化疗的患者，术后使用非甾体抗炎药（Nonsteroidal anti-inflammatory drugs, NSAIDs）后可能出现血清肌酐水平升高。为此，对于近期接受过顺铂治疗的患者，推荐不要常规使用NSAIDs。

表2-4　肺癌患者的手术前麻醉评估事项

肿瘤相关情况	评估事项
肿块效应	阻塞性肺炎、肺脓肿、上腔静脉综合征、气管支气管扭曲、喉返神经/膈神经麻痹、Pancoast综合征、胸壁或纵隔扩张
代谢异常	Lambert-Eaton肌无力综合征、高钙血症、低钠血症、库欣综合征
转移	脑、骨骼、肝和肾上腺转移
药物治疗	肺毒性化疗药(博来霉素、丝裂霉素C)、心脏毒性化疗药(多柔比星)、肾毒性化疗(顺铂)

引自米勒著《麻醉学》第7版下卷P1843(邓小明，曾因明，2011)。

除此之外，肥胖、患者ASA评分、胰岛素依赖型糖尿病、慢性肾衰竭及镇痛药长期服用史等也是被公认的肺切除手术患者术后并发症的危险因素。对于合并多种风险因素的患者，需要集中更多的资源，比如术后特级护理或延长ICU时间。因此，通过术前的麻醉评估，我们可以提前为患者制订麻醉计划和做好安排。

二、微创肺段手术的术前准备

术前准备的目的在于手术前采取策略改变患者可改变的危险因素，优化患者的状态，使之处于最佳的手术状态。这也是加速康复的一个基本原则。有效的术前准备意味着可以在入院当天安排手术，这在欧美许多发达国家已经实施。

术前用药，比如苯二氮䓬类镇静药或α_2受体激动剂有助于减轻患者焦虑，提高患者的满意度和舒适度，因此在胸科快速康复策略中被认可，但在使用时必须谨慎。但对于入院当天手术的患者，似乎不适合在术前应用抗焦虑药。另外，在术前评估时，麻醉医生与患者的有效沟通也可能是某些情绪紧张患者的"定心丸"，可能改善患者的依从性甚至预后。

过去，为了防止围手术期的反流误吸，往往要求午夜禁食。加速康复理念认为，术前禁食可能引起代谢和生理应激，而术前给予碳水化合物有利于患者康复、缩短住院时间。研究显示，术前2h饮用清亮液体不增加发生误吸的风险，但目前尚缺乏ASA 3~4级患者的数据。

胸科手术被认为是术后静脉血栓的高危因素。NICE指南近来推荐，在患者入院时，即行预防血栓的机械疗法（抗栓袜、间歇式气动压缩装置或脚脉冲装置）；对于手术出血风险较小的患者，入院即开始肝素抗凝治疗，直至术后患者的活动不受限。但对于接受硬膜外镇痛的患者，应用肝素时需谨慎。

（一）呼吸系统的术前准备

吸烟与90%的肺癌发生相关。吸烟使伤口愈合时间延长、抗感染能力下降。而术前戒烟时间超过4周的胸科手术患者，发生肺部并发症的风险下降。因此，术前戒烟也很重要。目前认为，理想的戒烟时间是术前8周，但出于各种原因，这很难执行。然而，即使短期戒烟，也要鼓励。NICE指南推荐，患者一经确诊为肺癌，就应立即停止吸烟，必要时用尼古丁替代治疗。

对呼吸系统急性或慢性感染必须有效治疗。择期手术应安排在急性感染治愈后至少2周。

术前应积极治疗原有的呼吸系统疾病，同时纠正贫血、控制感染、缓解支气管痉挛、化痰排痰，进行胸部物理治疗（咳嗽、深呼吸、激励性肺量计锻炼等）、锻炼（正确的腹式呼吸训练、登楼训练）、营养和宣教，尤其对于COPD患者。

（二）伴有心血管系统疾病患者的术前准备

1. 心肌缺血患者

（1）对于无明显症状的患者，即使并存冠心病的高危因素或可疑冠心病，在胸科手术前也无须重建冠脉，但围手术期需将其视为冠心病患者而加强监测和治疗。

（2）对于发生急性冠脉综合征的患者，需在行非心脏手术前重建冠脉。

（3）对于冠脉搭桥术后或冠脉介入术后的患者，术前应了解现有的症状、既往的外科或内科术式、所用的支架（裸支架或药物洗脱支架）、治疗药物的名称、类型及持续时间，根据手术及血液检查结果在术前做好治疗药物的调整及血液制品和药物的准备工作。

（4）对于常规接受氯吡格雷和阿司匹林治疗的冠脉支架患者，一般在术前5～7d停用氯吡格雷，阿司匹林可持续应用。如在放置药物冠脉支架1年内需行非心脏手术，而又必须停用双重抗血小板药物时，可短期应用Ⅱb/Ⅲa受体阻断剂来过渡，在术后尽快恢复抗血小板治疗；另外一种替代方案为选择阿司匹林和低分子量肝素治疗。

（5）在急症手术患者大量出血时，除输注血小板外，可尝试应用重组活化凝血因子Ⅶ，但术后应注意监测心肌缺血。

2. 心律失常患者

术前心律失常提示需要查清潜在的心肺疾病、药物中毒或电解质紊乱等。

（1）若无实质性问题，地尔硫䓬被认为是预防胸科手术术后房性心律失常的有效药物。另外，胸段硬膜外镇痛因延长心肌不应期、降低心室舒张期压力、改善心内膜/心外膜血流比值，也具有降低发生心律失常的风险及严重程度的作用。

（2）莫氏Ⅱ度或Ⅲ度房室传导阻滞患者在行非心脏手术前需安装心脏起搏器；余传导阻滞类型患者，如无明显晕厥症状或进一步发展，则可在术中加强监测的同时，避免加重房室传导阻滞。

（3）对于安置永久性心脏起搏器的患者，一方面应在术前请专科医生检测心脏起搏器功能，必要时根据手术大小调节心脏起搏器的心率、起搏模式，将心脏起搏器调整为非同步模式；另一方面，保护心脏起搏器免遭其他电器的损害，并防止电灼器对心脏起搏器的干扰。

（4）对于安置植入型心律转复除颤器（Implanted cardiac defibillator, ICD）的患者，术前应关闭其心动过速治疗程序。

三、肺隔离技术

（一）肺隔离技术的适应证

1. 绝对适应证

（1）为防止术侧肺内的脓液（肺脓肿、支气管扩张症）、液体（肺囊肿、肺灌洗）或血液（大咯血）溢出进入健侧肺，可行肺隔离技术。

（2）实施单侧肺通气（支气管胸膜瘘、肺创伤、巨大肺大疱或气胸）。

2. 相对适应证

相对适应证有使术侧肺不活动而不干扰术野，如胸腔手术、纵隔手术、食管手术、心脏手术、血管手术或脊柱手术。

（二）肺隔离的方法

双腔气管导管（Double-lumen endobronchial tubes，DLT）是实现肺隔离的最常用方法。目前，支气管封堵器也越来越受到一些麻醉医生的青睐。而单腔支气管导管已很少应用。

1. 双腔气管导管

目前，市场上有多家制造商生产左、右双腔气管导管。每家公司生产的左双腔气管导管基本无明显差异（见图2-14①），但右双腔气管导管却存在差异（见图2-14②，③）。左、右双腔气管导管的差异见图2-15。

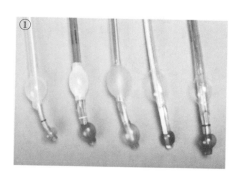

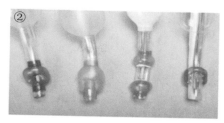

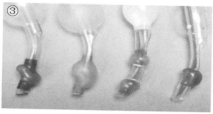

图2-14 左、右双腔气管导管。图①：左双腔气管导管；图②：右双腔气管导管前面观；图③：右双腔气管导管侧面观（引自Oxford Textbook of Cardiothoracic Anaesthesia）（Alston et al., 2015）

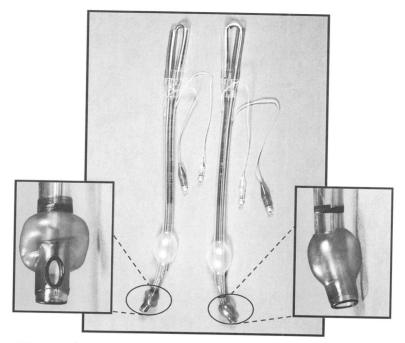

图2-15 右、左双腔气管导管。右双腔气管导管（左侧）支气管蓝色套囊呈螺旋状，且开有一侧孔；左双腔气管导管（右侧）支气管蓝色套囊呈球状，无侧孔（引自Oxford Textbook of Cardiothoracic Anaesthesia）（Alston et al., 2015）

2. 型号选择

双腔气管导管的型号有26，28，32，35，37，39，41Fr。其相对应的外径、支气管内径及适合的纤维支气管镜型号见表2-5。研究显示，根据后前位胸片或CT重建的影像学资料所测量的气管直径，可以预计双腔气管导管的型号，但这些测量一般没有常规进行。双腔气管导管型号的简化选择方法见表2-6。在进行双腔气管导管插管时，需意识到：与单腔气管导管相比，双腔气管导管的外径更大，在遇到明显阻力时不能继续置入。

表2-5 双腔气管导管的参数

French大小(Fr)	外径(mm)	支气管内径(mm)	纤维支气管镜大小(mm)
26	8.7	3.2	2.4
28	9.3	3.4	2.4
32	10.7	3.5	2.4
35	11.7	4.3	≥3.5
37	12.3	4.5	≥3.5
39	13.0	4.9	≥3.5
41	13.7	5.4	≥3.5

表2-6 根据成年患者性别和身高选择双腔气管导管型号

性 别	身高(cm)	型号(Fr)
女性	<152	32
女性	<160	35
女性	>160	37
男性	<160	37
男性	<170	39
男性	>170	41

3. 置管方法

左、右主支气管的解剖差异，反映了在左、右双腔气管导管的设计及置入方法也存在差异。右肺上叶的开口距离气管隆嵴1.5~2.0cm，因此右双腔气管导管的支气管套囊设计不同于左双腔气管导管，而且有特设的开口以便为右肺上叶通气。

（1）左双腔气管导管的置管方法和定位。

盲插方法：喉镜暴露后，左双腔气管导管进入声门，拔除管芯，导管向左旋转90°后继续置入，直至遇到一个较小的阻力。套囊充气后，开始机械通气。听诊器用于判断左双腔气管导管的位置，而纤维支气管镜是快速、有效的辅助工具，因此听诊器和纤维支气管镜联合应用更有助于定位。与纤维支气管镜辅助插管相比，盲插是最快速、有效的左双腔气管导管的置管方法。如果需要重新调整气管导管的位置，切记先抽空套囊内的气体。

　　定位：先将纤维支气管镜置入气管腔，确认导管的支气管端进入了左支气管，且蓝色的支气管套囊充气后没有疝入隆嵴。在气管腔内的视野下，蓝色支气管套囊的理想位置应在左支气管内、气管隆嵴下约5mm处。另外，在气管腔内的视野下，右支气管树的清晰暴露也有利于证明左双腔气管导管的位置。Mallinckrodt生产的左双腔气管导管在支气管套囊的近端有一条不透X线的黑色环线，有助于定位。这条黑色标志线距离支气管管腔前端4cm，在纤维支气管镜视野下反射白光。当其位于略超过气管隆嵴的水平时，导管进入左支气管的深度较安全。接着，纤维支气管镜进入支气管腔，以明确左支气管导管的前端位置，必须看到左上叶、左下叶支气管开口。纤维支气管镜引导左双腔气管导管的定位方法见图2-16。

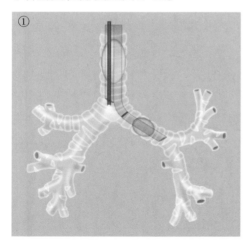
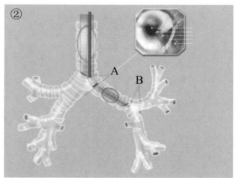

图2-16　左双腔气管导管的定位。图①：采取盲插的方法，将左双腔气管导管插入左主支气管后，纤维支气管镜进入气管腔，观察隆突、黑色标记环线及左支气管上蓝色套囊的顶端，最后快速检查右支气管树。图②：纤维支气管镜进入左气管腔，向下通过透明的管壁检查隆突、黑色环线及蓝色套囊上方的相对位置；继续深入检查左肺上叶、左肺下叶的开口；回退纤维支气管镜，通过透明的管壁再次快速重复检查（引自 Oxford Textbook of Cardiothoracic Anaesthesia）（Alston et al., 2015）

（2）右双腔气管导管的置管方法和定位。

右侧双腔气管导管的适应证包括以下两个方面。①左主支气管解剖异常：左主支气管内肿瘤或外源性压迫，胸段降主动脉瘤。②手术部位涉及左主气管：左肺切除或袖状切除，左肺移植，左侧气管支气管破裂。但有些胸科麻醉医生为备一时之需，平时喜欢用右双腔气管导管进行练习。

盲插方法：喉镜暴露后，将右双腔气管导管插入声门，拔除管芯，导管向右旋转90°，继续置入约1～2cm即可。套囊可先不充气即开始机械通气。

定位：如果用左双腔气管导管的定位方法（先盲插到位，再用纤维支气管镜检查位置）来定位右双腔气管导管，费时、费力。我们的建议是：在右双腔气管导管进入气管后，纤维支气管镜即进入右支气管腔，暴露气管分叉、右肺上叶叶开口；将纤维支气管镜固定于右肺上叶起始部前端，然后引导气管导管插入；当支气管管端通过纤维支气管镜时，即停止并固定气管导管，并使其与第二隆突保持一定的距离；最后，通过右支气管侧孔查看右肺上叶支气管。

如果右肺上叶开口距离气管隆嵴太近，支气管套囊很容易疝入隆嵴而堵塞左主支气管开口，则不适合用右双腔气管导管，而需更换左双腔气管导管。近来，市场上已出现侧孔加大的、经改进的右双腔气管导管，该设计使右双腔气管导管的使用频率大大增加（见图2-17）。

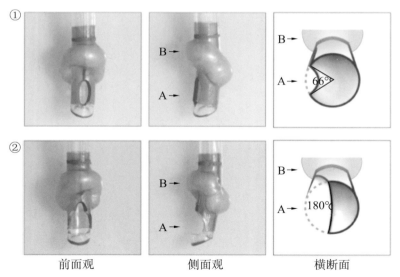

前面观　　　　　侧面观　　　　　横断面

图2-17　改进的右双腔气管导管侧孔。图①现有的、常规的右双腔气管导管；图②经侧孔加大处理的改进的右双腔气管导管，使其与右肺上叶的对位更容易（引自Oxford Textbook of Cardiothoracic Anaesthesia）（Alston et al.，2015）

总之，患者每次变更体位后均应用纤维支气管镜检查气管导管的对位情况。术中，纤维支气管镜也应随时就位。单肺通气期间，容量-压力曲线环也有助于监测双腔气管导管的位置，任何漏气都可以在容量-压力曲线上提前反映，有助于麻醉医生在双腔气管导管位置变化干扰手术前，迅速查找和纠正问题。

4. 双腔气管导管的并发症

双腔气管导管操作的主要并发症是气道损伤，且与小号双腔气管导管相关，损伤最常见于气管膜部，发生于麻醉或手术的任何阶段。其次的并发症是导管移位，气管导管往往向外移位进入主气管。与其相关的因素有球囊过度充气、支气管内的手术操作、侧卧位时颈椎过度伸展。为了避免左双腔气管支气管套囊疝入主气管，支气管套囊附近的 X 线不穿透的黑线标记环线应与气管隆嵴水平对齐，这样可以增加安全性。

5. 支气管封堵器

支气管封堵器（Bronchial blockers, BBs）较适用于肺隔离术中发生的困难插管或气管切开。另外，肺大出血、双腔气管导管置入困难也是使用 BBs 的适应证。与双腔气管导管相比，BBs 需要较长时间使隔离侧肺放气，术中可能需要经常调整位置。

目前，BBs 是许多麻醉医生在实施肺隔离时的首选方法。1988 年，Univent 引入单腔气管导管附带 BBs，激起了新一轮的 BBs 热潮。1998 年，Arndt BBs 被引入，而后 Cohen BBs 和 Uniblocker 的出现，证实了 BBs 具有容易使用和可靠的优点。

BBs 总长至少为 65cm，使其能够封堵支气管主干或叶支气管，内腔直径为 1.3～2.0mm。现代成年人 BBs（9Fr）的球囊是球形的，需要约 8mL 空气低压充气。

BBs 通常用于封堵支气管主干，也可选择性用于封堵肺叶。BBs 通过常规的单腔气管导管置入，配以多端连接器使用（见图 2-18）。多端连接器有一个呼吸环路连接端口，一个单腔气管导管连接端口，还有一个可旋转端口，一个纤维支气管镜置入端口，一个置入和固定封堵器的端口。在使用 BBs 时，应考虑单腔气管导管的内径、封堵器（9Fr 或 3mm）及纤维支气管镜（最大直径为4.2mm）之间的相适应性。

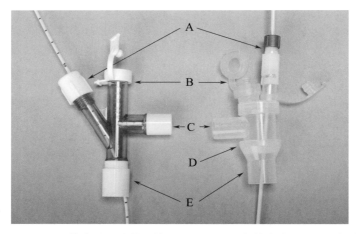

图2-18　BBs的多端口连接组件。A. 置入和固定封堵器端口；B. 纤维支气管镜置入端口；C. 呼吸环路连接端口；D. 旋转端；E. 单腔气管导管连接端口 （引自 Oxford Textbook of Cardiothoracic Anaesthesia）（Alston et al., 2015）

　　在置入BBs前，麻醉医生需要回顾患者的影像学资料、支气管镜检查报告，综合考虑手术计划、手术步骤、BBs置入位置以及单腔气管导管的直径。套囊在出厂包装时处于略充气状态，置管前应先进行最大量的充气以检查气囊的完整性、气密性，并完全抽瘪备用。应将BBs和纤维支气管镜事先充分润滑，使之在气管导管内可较自由地进出，但应避免润滑剂堵塞封堵器远端和侧孔。在置入单腔气管导管（尽可能选择足够大的）后，用多端连接器进行机械通气（FiO$_2$ 100%，有或无PEEP）。在置入BBs后，将纤维支气管镜随同置于BBs套囊上方，注意避免纤维支气管镜穿破气囊。当所选择的单腔气管导管内径较小且纤维支气管镜置于BBs前面时，纤维支气管镜的移动会与气管导管壁产生摩擦，导致球囊破裂。

　　一般而言，将纤维支气管镜置于BBs球囊上方，直至套囊前行出单腔气管导管。然后，将纤维支气管镜继续沿套囊置入，以查看气管隆嵴。快速查找两条主支气管以助于引导将BBs置入目标支气管。需要强调的是，单腔气管导管远端需要与隆突保持一定的距离，使BBs在纤维支气管镜引导下有一定的移动范围。这样，BBs更容易在纤维支气管镜明视下准确对位。在置管过程中，套囊一直处于放气状态，直至患者侧卧位体位摆放完成后，套囊在纤维支气管镜明视下充气。一般，应将球囊充气的上方置于隆突下方约5～10mm处。

在特殊情况下，气管被扭曲，BBs很难到达相应的靶支气管。可以在纤维支气管镜引导下，将单腔气管导管直接插入至目标主支气管，然后将BBs置入相应的位置，最后将单腔气管导管退出至合理的位置。

6. 其他类型的BBs

（1）Arndt支气管堵塞器（带引导线的支气管堵塞器）：见图2-19①，其前端设有线圈，将纤维支气管镜与其结合在一起，在纤维支气管镜的引导下置入目标支气管。因此，当单腔气管导管选择较小时，置入该封堵器的阻力较大，套囊可能遭到破坏。在BBs就位后，前端的线圈被放松，纤维支气管镜退至主气管，气囊在直视下充气，并收回线圈。只有在线圈被完全收回后，才可以应用负压吸引将隔离侧肺萎陷，或进行机械通气或施加PEEP。曾有报道称，术中因线圈没有完全退回而被手术缝合线缝住。

（2）Cohen支气管堵塞器：见图2-19②，其使用方法与Arndt一样，前端无线

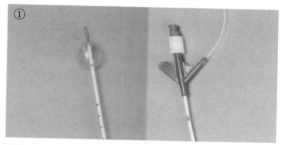

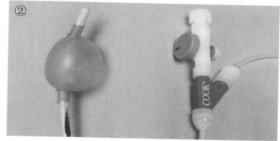

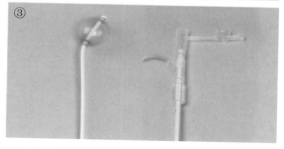

图2-19 其他类型的BBs。图①Arndt支气管堵塞器；图②Cohen支气管堵塞器；图③Univent支气管堵塞器（引自Oxford Textbook of Cardiothoracic Anaesthesia）（Alston et al.，2015）

圈。此堵塞器的前端可以被远端的一个转盘（在55cm处）控制方向，使其在纤维支气管镜引导下可以轻松调整方向进入目标气管。

（3）Univent支气管堵塞器：见图2-10③，使用方法同前，且置入简单。其特点是前端有一个25°的塑形角度，且转矩控制被整合入堵塞器的轴。这使得Univent支气管堵塞器很容易进入目标气管。

7. 选择性肺叶隔离

在某些情况下可进行选择性肺叶隔离。比如曾经有右肺切除史的患者需要在胸腔镜下行左肺上叶切除，此时，左肺上叶隔离是最好的选择。除右肺上叶存在角度问题较难实现选择性隔离外，在其他支气管进行选择性肺叶隔离是可行的。不过，通过以下方法也可实现右肺上叶隔离：将单腔气管导管直接越过气管隆嵴进入中间支气管，实现右肺中叶和下叶通气，从而隔离右肺上叶。此方法需要注意右肺下叶尖端的通气问题。

8. BBs的并发症

一般来说，BBs的并发症发生率比双腔气管导管低。在支气管切除时，BBs被缝线缝合的情况偶有报道。BBs的套囊移位脱落滞留于气管腔，导致气道完全梗阻的情况也有报道。

四、微创肺段手术麻醉管理特点

微创肺手术日趋增多，肺隔离技术已成为胸腔镜及达芬奇机器人辅助下手术的必要条件。表2-7罗列了微创肺手术的加速康复策略。

表2-7　微创肺手术的加速康复策略

手术过程	项目	实施策略
麻醉阶段	预防性应用抗生素	根据地方政策或患者的细菌定植和耐药谱选择预防性应用抗生素
	药物选择	尽量应用短效药物促进患者康复；吸入麻醉药或许比静脉麻醉药有优势

手术过程	项目	实施策略
麻醉阶段	通气	小潮气量保护性肺通气策略
	容量控制	避免液体超负荷
	房颤	在高风险患者中可预防性用药
	体温	提高手术室温度,或应用空气加温器、流体加温,以预防低体温
	拔除气管导管	手术结束后,尽快拔除气管导管
手术	手术入路	在满足治疗目的的前提下,尽可能选择微创手术
	胸腔引流管	一根胸腔引流管比两根更合适
	密封剂	不推荐使用
术后疼痛	技术	胸椎旁阻滞较胸段硬膜外阻滞更有优势

（一）麻醉选择

胸科手术的传统临床麻醉多采用多种麻醉药复合麻醉的方式，使患者舒适、无痛、无知晓，且可以完全抑制手术操作所引起的强烈应激。静脉麻醉药（如丙泊酚）因可降低术后恶心、呕吐的发生率而得到麻醉医生的青睐。但丙泊酚对单肺通气引起的肺泡炎症及炎症因子的释放无抑制作用。相反，吸入麻醉药（地氟醚或七氟醚）可以有效减轻肺泡局部的炎性反应。

Kiss 等（2014）报道显示，将无气管插管的麻醉方式（局麻下保留自主单肺呼吸，并给予相应的镇静和严密的监护）用于微创肺局部切除术（肺段或肺楔形切除），有利于加快术后恢复，降低并发症，与加速康复的宗旨相吻合。术中，提前用局麻药阻断术侧胸腔迷走神经，可抑制可能出现的咳嗽反射。

（二）麻醉期间与外科的配合

在肺段切除术中，足够切缘的获得是至关重要的，一般要求切缘距离肿瘤至少2cm。术前，需要通过多排CT确定距离肿瘤2cm以内的血管和支气管的分支走形及其大小。术中，术者需要与麻醉医生通力合作，麻醉医生应用纤维支气管镜行选择性喷射通气，使需要切除的肺段处于膨胀状态，而需要保留的肺段维持在萎陷状态，形成膨胀–萎陷线以辨别段间平面及明确手术切缘。

具体操作如下：在术者分离段支气管后，麻醉医生通过双腔气管导管将3.5mm的纤维支气管镜送入目标段支气管开口处。术者在手术野看到纤维支气管镜头部的灯光后，引导镜头进入目标段支气管的正确位置，并在该位置开始高频振荡通气（频率40Hz，工作负荷$2kg/cm^2$），使需要保留的肺组织呈萎陷状态，而要切除的目标肺段呈膨胀状态。然后，术者在支气管末端结扎，使靶肺段维持在膨胀状态，在距结扎部位最近的位置横向离断支气管，并保留足够的残段。在需要切除单个以上的肺段时，可以选择性地将纤维支气管镜插入每个需要切除的段支气管并逐一通气，使每个肺段呈扩张状态。

（三）麻醉期间的呼吸管理

单肺通气会诱发肺炎症反应，释放炎症因子（Lohser，Slinger，2015；Tojo et al.，2015；Della，2013）。而且，若采用大潮气量通气，则将进一步加重肺损伤，增加术后发生呼吸功能衰竭的风险。因此，建议尽量采用小潮气量通气方式，缩短单肺通气时间。麻醉诱导后，通过手法补偿优化肺顺应性（30～$40cmH_2O$，使肺膨胀约10～40s），对通气侧肺应用呼气末正压通气（PEEP）、支气管扩张剂，对非通气侧肺给予低水平持续正压通气（$2cmH_2O$）（Unzueta，2012）。小潮气量通气的保护性机械通气策略（Vt 4～6mL/kg）有助于抑制炎症因子的释放，降低术后低氧血症、新发的浸润性肺炎或肺不张等并发症的发生率。不可能对每位患者预测理想的PEEP，建议以$5cmH_2O$为起点，然后根据患者的肺顺应性进行调整。一项涉及30位胸科手术患者的前瞻性研究显示，在单肺通气期间，肺手法补偿后滴定法所获得的高水平PEEP比标准的PEEP［（10±2）cmH_2O vs. $5cmH_2O$；$P<0.001$）］更有利于氧合和维持肺顺应性。

另外，研究显示，压力控制通气比容量控制通气可能可以更有效地改善围术期氧合，降低平均气道压，但需密切监测潮气量。在单肺通气期间，可以接受容许性高二氧化碳血症，因为呼吸频率的调整往往导致二氧化碳清除率降低。

（四）麻醉期间的循环管理

在肺手术期间，合理的容量管理一直是麻醉医生与胸科医生的争议点。限制性液体管理引起的低血容量可能导致其他器官血流灌注不足（如急性肾损伤），而液体超负荷可能引起肺水肿等并发症。Assaad 等（2015）为了寻找胸科手术期间的最佳补液方案，进行了一项前瞻性研究。他们对 40 例患者采取目标靶控方式进行补液，补液以维持液体和补充液体丢失为主。除对禁食缺失的液体、术中蒸发的损失量、术中失血量分别给予一定的补充 [1.5mL/(kg·h)，1mL/(kg·h)，1:1 合成胶体液] 外，维持的晶体液按 1.5mL/(kg·h) 给予。术后，患者无一例发生肺水肿，心排指数相应增加 [2.6L/(min·m²) vs. 3.8 L/(min·m²)]，但心脏前负荷维持稳定。因此，作者认为等容补液方案配合保护性肺通气策略可以减少胸科手术患者肺及肺外脏器的并发症。

总之，对肺手术期间的液体管理，应使用微创设备评估血流动力学参数及液体反应。合理的液体输注将通过增加心排血量优化组织灌注。肺手术输液的基本原则如下。

1. 在肺手术后第一个 24h，总液体保持平衡，应小于 20mL/kg。

2. 在肺手术术中，晶体输注量应小于 21mL/kg；术后第一个 24h，晶体输注量应控制在 31mL/kg 以下。

3. 在不必要输血时（Hb>8.0g/dL），用胶体液代替等量的失血量。

4. 术后早期尿量不一定大于 0.5mL/(kg·h)，但除外有急性肾功能损伤风险的患者。

5. 如果需要增加组织灌注，那么合理的有创血流动力学监测将有助于指导血管加压素、正性肌力药的应用及液体的输注。

五、术后管理

术后长时间的机械通气将带来一系列的风险，包括急性肺损伤、肺感染、

微创肺段手术学

支气管残端裂、支气管胸膜瘘及持续性空气漏等。目前，虽然没有关于微创肺手术术后长时间气管插管的预测指标，但曾有对开胸手术术后长时间气管插管的预测因素的研究（Serpa et al., 2014），值得借鉴。这些预测因素包括术中红细胞输注、术前血清肌酐水平增高、术中扩大手术切口及术前肺功能受损等。除非存在严重的并发症，否则对于一般患者，术后应积极考虑尽快拔除气管导管，以利于患者早期康复锻炼及口服液体、营养物质。

　　术后护理、疼痛管理及早期活动是任何加速康复的重要组成部分。表2-8总结了胸科手术术后加速康复的实施策略。

表2-8　胸科手术术后加速康复的实施策略推荐

组成	策略	要求
术后护理	预防DVT	对于无大出血风险的患者,采用药物预防DVT是有必要的
	抽吸引流液	不必常规抽吸引流液,否则可能延长住院时间
	拔除引流管	设立达到拔除引流管要求的引流液最低阈值
术后康复	下床活动	术后尽可能早地下床活动
	理疗	被推荐,以减少并发症及缩短住院时间

　　术后急性疼痛妨碍患者术后早期活动，增加患者痛苦及心肺并发症（如肺不张、肺炎、房颤以及心肌缺血等）的发生。持续疼痛也会延长住院时间，增加慢性疼痛综合征的发生。胸段硬膜外阻滞曾被誉为肺切除术期间缓解疼痛的"金标准"。其优势在于镇痛效果确切，缓解手术应激有效，可以促进肺、胃肠功能的恢复，减少全身阿片类药物的用量及其副作用（Davies et al., 2006）。但目前发现了许多与胸段硬膜外阻滞相关的并发症，如低血压、尿潴留、运动障碍及导尿管留置等，都是与加速康复的宗旨背道而驰的。而胸椎椎旁神经阻滞能更好地避免胸段硬膜外阻滞所伴随的这些并发症（Okajima et al., 2015）。一项荟萃分析（Thavaneswaran et al., 2010）显示，胸椎椎旁神经阻滞的镇痛效果确切，与胸段硬膜外阻滞效果无明显差异，且无明显副作用。因此，目前认为胸椎椎旁神经阻滞联合多模式镇痛是较好的一线镇痛方式。至于何为胸椎椎旁神经阻滞置管的最好方式（B超引导 vs. 术中明视下置入），目前尚无定论，仍需进一步研究。对于胸壁切除或全肺切除且无法实施加速康复的患者来说，胸段硬膜外阻滞仍不失为一种较好的术后镇痛方式。

　　术后卧床与肺功能受损、肌肉质量减少及 VTE 风险增加相关。文献推荐，肺手术术后 4h，动员患者下地行走是安全的，且有利于患者术后肺功能及心理的恢复。对于术后存在发生呼吸功能衰竭风险的患者或手术较大的患者，推荐应用无创通气，这可能与改善气体交换、缩短住院时间有关，但其也可能增加并发症的发生。

　　术后尽早拔除胸腔引流管可减少疼痛，有利于术后尽早恢复活动而加速术后恢复（Nomori et al., 2001）。关于引流装置，可以选择简单的水下密闭引流或负压吸引引流，目前并没有统一标准。一些外科医生认为，负压吸引有利于壁层胸膜和脏层胸膜的贴合，有利于促进漏气处的封闭。也有的医生持不同的观点，认为这样反而增大漏气处的体积，妨碍愈合。一项包含 6 个随机对照试验研究的荟萃分析（Deng et al., 2010）结果显示，负压吸引引流不是必需的，且尽早拔除引流管有利于缩短住院时间。对于拔除胸腔引流管的要求，多数胸外科医生设定的标准为引流液的量<250mL/d，并且无漏气。依据此标准，患者经常因引流液量大或漏气情况而需要延长住院时间。Heimlich 阀或手提式引流系统的出现可能有利于缩短这类患者的住院时间。

（祝胜美　郑跃英　方礼逵）

◇参◇考◇文◇献◇

Alston RP, Ranucci M, Myles PS. Oxford Textbook of Cardiothoracic Anaesthesia［M］. Oxford: Oxford University Press, 2015.

Assaad S, Kyriakides T, Tellides G, et al. Extravascular lung water and tissue perfusion biomarkers after lung resection surgery under a normovolemic fluid protocol［J］. J Cardiothorac Vasc Anesth, 2015, 29: 977-983.

Choi H, Mazzone P. Preoperative evaluation of the patient with lung cancer being considered for lung resection［J］. Curr Opin Anaesthesiol, 2015, 28(1): 18-25.

Davies RG, Myles PS, Graham JM. A comparison of the analgesic efficacy and side-effects of paravertebral vs epidural blockade for thoracotomy—a systematic review and meta-analysis of randomized trials［J］. British Journal of Anaesthesia, 2006, 96: 418-426.

Della Rocca G, Coccia C. Acute lung injury in thoracic surgery［J］. Curr Opin Anaesthesiol, 2013,

26: 40-46.

Deng B, Tan QY, Zhao YP, et al. Suction or non-suction to the underwater seal drains following pulmonary operation: meta-analysis of randomised controlled trials[J]. European Journal of Cardio-thoracic Surgery, 2010, 38: 210-215.

Ferrando C, Mugarra A, Gutierrez A, et al. Setting individualized positive endexpiratory pressure level with a positive end-expiratory pressure decrement trial after a recruitment maneuver improves oxygenation and lung mechanics during one-lung ventilation[J]. Anesth Analg, 2014, 118: 657-665.

Jones NL, Edmonds L, Ghosh S, et al. A review of enhanced recovery for thoracic anaesthesia and surgery[J]. Anaesthesia, 2013, 68(2): 179-189.

Kiss G, Claret A, Desbordes J, et al. Thoracic epidural anaesthesia for awake thoracic surgery in severely dyspnoeic patients excluded from general anaesthesia[J]. Interact Cardiovasc Thorac Surg, 2014, 19(5): 816-823.

Lohser J, Slinger P. Lung injury after one-lung ventilation: a review of the pathophysiologic mechanisms affecting the ventilated and the collapsed lung[J]. Anesth Analg, 2015, 121: 302-318.

Loop T. Fast track in thoracic surgery and anaesthesia: update of concepts[J]. Curr Opin Anaesthesiol, 2016, 29(1): 20-25.

Nomori H, Horio H, Suemasu K. Early removal of chest drainage tubes and oxygen support after a lobectomy for lung cancer facilitates earlier recovery of the 6-minute walking distance[J]. Surgery Today, 2001, 31: 395-399.

Miller RD, Cohen NH, Eriksson LI, 等. 米勒麻醉学[M]. 7版. 邓小明，曾因明，译. 北京：北京大学医学出版社，2011.

Nomori H, Okada M, Nomori H, et al. Illustrated Anatomical Segmentectomy for Lung Cancer[M]. Paris: Springer, 2012.

Okajima H, Tanaka O, Ushio M, et al. Ultrasound-guided continuous thoracic paravertebral block provides comparable analgesia and fewer episodes of hypotension than continuous epidural block after lung surgery[J]. J Anesth, 2015, 29: 373-378.

Serpa Neto A, Hemmes SN, Barbas CS, et al. Incidence of mortality and morbidity related to postoperative lung injury in patients who have undergone abdominal or thoracic surgery: a systematic review and meta-analysis[J]. Lancet Respir Med, 2014, 2: 1007-1015.

Thavaneswaran P, Rudkin GE, Cooter RD, et al. Brief reports: paravertebral block for anesthesia: a

075

第二章　微创肺段切除手术概述

systematic review[J]. Anesth Analg, 2010, 110: 1740-1744.

Tojo K, Nagamine Y, Yazawa T, et al. Atelectasis causes alveolar hypoxia induced inflammation during uneven mechanical ventilation in rats[J]. Intensive Care Med Exp, 2015, 3: 56.

Unzueta C, Tusman G, Suarez-Sipmann F, et al. Alveolar recruitment improves ventilation during thoracic surgery: a randomized controlled trial[J]. Br J Anaesth, 2012, 108: 517-524.

第三节　手术流程

一、麻　醉

在手术过程中，宜对患者采取全身麻醉的方式，双腔气管插管或单腔气管插管加气囊封堵。因为右上支气管开口有时距隆突距离较近，所以较难将气囊固定于右主支气管。在遇到此情况时，应采取双腔气管插管，避免术中肺萎陷不佳而影响手术。

二、体位与切口

（一）体　位

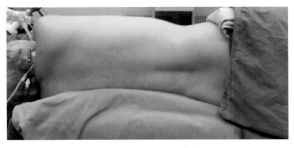

图2-20　手术时患者体位

微创肺段手术学

患者取侧卧位，患侧向上，适度垫高胸部（见图2-20）。

（二）切口与术者站位

切口选择与术者站位可根据术者习惯选择"三孔法"（见图2-21）、"双孔法"或"单孔法"（见图2-22）。

1. "三孔法"

"三孔法"主刀和助手分别站在患者的前、后两侧。一般取腋中线第七肋间为观察孔，腋后线第六肋间为副操作孔。主操作孔可根据靶段所在肺叶，选择腋前线第四或第五肋间。如靶段位于上叶，建议选择第四肋间；如靶段位于下叶，则可选择第四或第五肋间。多数情况下，主操作孔大小约3cm，副操作孔用5mm troca，即可达到满意的暴露和操作。如有必要，可将副操作孔开大至1.5cm左右，使腔镜下切割

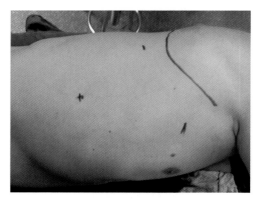

图2-21 "三孔法"切口

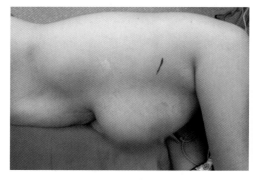

图2-22 "单孔法"切口

缝合器能由此插入，以增加切割方向的灵活度。

2. "双孔法"

"双孔法"，即"单操作孔法"。与"三孔法"相比，除减少一副操作孔外，其余均与之相同。

3. "单孔法"

"单孔法"主刀与助手均站于患者前侧。两者的前后站位可根据实际情况与主刀习惯做调整。笔者主刀时，一般采用以下原则：当靶段位于上叶时，助手站患者头端；当靶段位于下叶时，助手站患者尾端。如此，镜头与操作器械夹角呈钝角，可以提供良好视野，同时可有效避免相互干扰。操作孔位置和大

小大致同"三孔法"。为留出充足的空间让操作器械进出，胸腔镜镜头宜靠切口上方，结合30°镜头，术中适度旋转以提供满意的手术视野。为缓解扶镜手的疲劳，稳定镜头，可用输液皮管悬吊固定镜身。扶镜手应紧跟主刀思路，将操作部分置于视野中央。在细节操作时，应适当拉近镜头予以放大局部；在翻动肺叶时，镜头应适当远离，以暴露整体，同时避免镜头触碰组织致视野模糊而影响手术流畅性。

三、手术流程

（一）肺小结节的定位

在需要行肺段切除的病例中，有相当比例的肺小结节影像学检查呈现毛玻璃样，密度低，与正常肺组织触觉差异不明显。若所处位置深在，则更加大了术中定位的难度。若定位不准确，则切除范围可能过大或过小，进而影响手术效果，失去了肺段切除的意义。甚至可能出现在切除的"靶段"中找不到病变的情况，让术者处于进退两难的尴尬境地。故精准定位病变部位至关重要。笔者采取以下几种方法，基本可以解决小结节的定位问题。

1. 术前薄层CT

术前1mm薄层CT扫描能清晰显示各段细支气管分支，从而更加精确地判断小结节的肺段归属。

2. 3D-CTA成形

术前肺动脉造影结合Osirix软件实现的3D-CTA成形技术，可以精确显示小结节与肺动脉、静脉和支气管的关系，同时还可以显示血管和支气管的变异。这对小结节的定位、手术方式的术前规划以及术中解剖结构的辨认有很大的帮助。

3. 术前CT定位下穿刺

术前在CT定位下穿刺并留置钢丝（Hookwire），可使术者在术中迅速找到结节位置。但在将此法应用于靠近叶间裂的小结节时，需注意只要有少许偏差就可造成肺叶的错误定位。另外，肺萎陷时的拉力容易造成脱钩，特别在结节位于浅表部位时。

（二）基本操作

1. 血管的处理

肺段血管较细、变异较多，术中应仔细辨认，动作要轻柔。肺段内及段间淋巴结常给血管游离造成困难，应尽量先予以清除。再适当向远心端游离血管，从而辨清其走行，同时为血管的结扎留下充分的操作空间。对血管的处理，推荐以结扎为主。若血管较粗，则可以考虑使用切割缝合器处理。慎用血管锁扣夹，因为其不宜被推开，可能对其深面组织继续解剖造成影响；另外，锁扣夹的存在可能影响在处理肺段平面时切割缝合器的使用。

2. 支气管的处理

段支气管在被游离后，先用器械夹闭，待适当膨肺并确定无误后再用切割缝合器处理。若不能确定靶段支气管，则可配合使用纤维支气管镜辅助定位。将靶段支气管的远侧残端尽量向远端游离，以免在离断段间平面时残留。

3. 段间平面的确定

（1）通过段支气管确定：①用切割闭合器离断支气管后，纯氧加压，使全肺复张。然后，再次闭肺，靶段肺组织因支气管被离断缝合而无法有效排出气体，从而使依旧膨胀的靶段肺组织与萎陷的周围肺组织形成界线（见图2-23）。②将针头扎入结扎后的靶段支气管远端，用注射器向其充气，从而形成膨胀-萎陷界限。③将亚甲蓝注入靶段支气管，亚甲蓝在肺表面和实质中均能

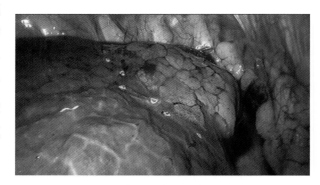

图2-23　用膨胀与萎陷法确定段间平面

染色，从而显示出清晰的蓝色边界（Zhang et al., 2015）。④在活猪身上做实验，将维生素B_2溶液注入靶段支气管中，使段间平面显影，然后通过荧光诊断（Photodynamic diagnosis, PDD）腔镜系统观察，效果令人满意（Ohsima et al., 2016）。

（2）通过静脉确定：Hsieh等（2017）报道，通过静脉注射吲哚青绿荧光可以显示段间平面。

（3）其他：日本学者Sakamoto等（2016）发现，因为在结扎血管后，靶段温度会降低，所以可以用温度区别法来确定段间平面。他们报道，在实验动物猪身上尝试了此法，发现用温度差异来确定段间平面即快速又方便。

4. 段间平面的处理

（1）使用切割闭合器处理：国内大部分学者采用此法。其优点是快速、便捷，闭合严密，不易漏气。缺点是易损伤段间静脉，且仍会影响余肺的复张（Ojanguren et al., 2016）。

（2）使用电刀或超声刀，沿段间静脉切开段间平面：此法解剖精确，段间静脉保留完好，且余肺边缘呈面状而非线状，有利于肺功能的保留。其缺点是手术时间长，术后易漏气。创面宜配合使用蛋白黏合剂及补片。

（3）上述两者结合使用：先对近端沿段间静脉切开，再对远端使用切割闭合器处理，兼顾两者优点。

5. 淋巴结的处理

根据NCCN指南推荐，对于非小细胞癌，术中应对纵隔、肺门、肺间叶及肺内淋巴结进行采样。如发现淋巴结转移，除无法耐受肺叶切除的行妥协性肺段切除外，均应改为肺叶切除。

6. 切缘选择

对于非小细胞癌，切缘必须大于2cm或大于肿瘤直径。如不能达到此要求，则需扩大切除范围，选择联合肺段切除或肺叶切除。

7. 标本取出

应将标本置于取物袋中取出，切勿将标本直接拉出而造成术野及切口种植。

（陈奇勋 曾 剑 黄 沙）

◇参◇考◇文◇献◇

Hsieh CP, Liu YH, Wu YC, et al. Indocyanine green fluorescence-navigated robotic segmentectomy

［J］. Surg Endosc, 2017, 31: 3347−3348.

Ohsima M, Waseda R, Tanaka N, et al. A new fluorescent anatomic pulmonary segmentectomy using PDD endoscope system and vitamin B$_2$: evaluation in a clinical setting using living animal［J］. Surg Endosc, 2016, 30:339−345.

Ojanguren A, Gossot D, Seguin−Givelet A. Division of the intersegmental plane during thoracoscopic segmentectomy: is stapling an issue?［J］. J Thorac Dis, 2016, 8: 2158−2164.

Sakamoto K, Kanzaki M, Mitsuboshi S, et al. A novel and simple method for identifying the lung intersegmental plane using thermography［J］. Interact Cardiovasc Thorac Surg, 2016, 23:171−173.

Zhang Z, Liao Y, Ai B, et al. Methylene blue staining: a new technique for identifying intersegmental planes in anatomic segmentectomy［J］. Ann Thorac Surg, 2015, 99: 238−242.

第四节　淋巴结清扫

近年来，由于高分辨螺旋CT的广泛应用，越来越多的早期肺癌尤其是以GGN为表现的病变得以被发现，部分病例的解剖性肺段切除能够达到不亚于肺叶切除的远期生存效果，且保护了患者的肺功能并减少了手术创伤。但是有文献报道，约20%的病灶直径≤20mm及5%的病灶直径≤10mm的肺腺癌患者伴有淋巴结转移（Asamura, 2003；Ginsberg, 1995；Miller, 2002）。Zha（2016）等报道，以混合型GGN为表现的肺癌部分出现N$_1$站淋巴结转移，甚至出现了N$_2$站淋巴结跳跃性转移。吴楠等（2008）报道，在33例病灶直径≤30mm的周围型肺癌患者中，如果仅行肿瘤所在肺段的肺段切除术，则12～13组淋巴结的漏检率达12.1%(4/33)；如果行更小范围的肺楔形切除术，则12～14组淋巴结的漏检率达到18.2%(6/33)。因此，关于N$_1$及N$_2$站淋巴结的处理方式仍在探索中。Kodama等（2008）进行了一项回顾性研究，对于病灶直径≤10mm的GGN，建议对患者进行观察，如肿瘤直径或密度增加，则给予切除；对病灶直径在11～15mm的GGN病变，行肺段切除联合淋巴结采样；对病灶直径在11～15mm的实质性肿瘤及病灶直径在16～20mm的GGN病变，行肺段切除联合淋巴结清扫；对病灶直径在16～20mm的实质性肿瘤，行肺叶切除联合淋巴结清扫。按该方案实施的限制性切除的病例，5年无病生存率可达到98%。有文献报道称，对病灶直径≤30mm的纯GGN病变行系统的纵隔淋巴结清扫，对改善患者生存期无意义（Sim et al., 2014；Nomori et al., 2006；Zha et al., 2016）。NCCN指南推荐，在手术技术可行且不增加手术风险性的情况下，应行N_1及N_2站的淋巴结采样。因此，针对拟行肺段切除的$cT_1N_0M_0$病变，首先进行11、12号前哨淋巴结的冰冻病理检查，如发现肿瘤转移，则行肺叶切除联合系统淋巴结清扫；如无肿瘤转移，则继续实施肺段切除术；在无较高级别临床证据出现前，仍应该进行系统淋巴结清扫。在肺癌转移过程中，肺段及亚段淋巴结占据相当的比例，需要对这两组淋巴结进行分检以提高分期诊断的准确性。此外，应严格把握局限性肺切除术的指征，并规范对N_1站淋巴结的清扫工作。

妥协性肺段切除手术主要针对高龄患者，或者心肺功能或其他器官功能异常而不适合肺叶切除术的患者。在妥协性手术中，为缩短手术时间及减轻手术创伤，无须送检前哨淋巴结，但应尽可能完成系统淋巴结采样或清扫，以便更准确地指导术后治疗。

淋巴结采样可清除明显的区域淋巴结；而淋巴结清扫则是清除淋巴结及周围的脂肪组织，达到裸化其周围组织（如血管、气管、食管、心包、神经等）的状态。较常用的胸腔镜操作器械有电勾、超声刀及吸引器等。

一、N_1与N_2站淋巴结示意图

N_1与N_2站淋巴结示意图见图2-24。

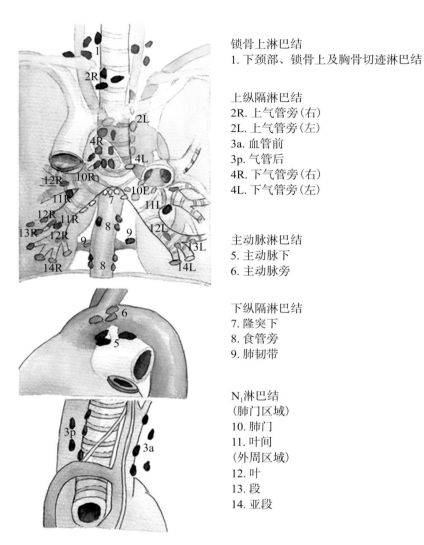

锁骨上淋巴结
1. 下颈部、锁骨上及胸骨切迹淋巴结

上纵隔淋巴结
2R. 上气管旁（右）
2L. 上气管旁（左）
3a. 血管前
3p. 气管后
4R. 下气管旁（右）
4L. 下气管旁（左）

主动脉淋巴结
5. 主动脉下
6. 主动脉旁

下纵隔淋巴结
7. 隆突下
8. 食管旁
9. 肺韧带

N₁淋巴结
（肺门区域）
10. 肺门
11. 叶间
（外周区域）
12. 叶
13. 段
14. 亚段

图2-24　N₁与N₂淋巴结

二、11、12组前哨淋巴结活检

在肺切除前，应先对11组叶间淋巴结及12组叶支气管旁淋巴结进行采样，进行术中冰冻病理检查。11组淋巴结位于叶间，右侧位于上叶支气管与中间干支气管夹角区、中叶支气管与下叶支气管夹角区，左侧位于上叶与下叶夹角区。12组淋巴结位于肺内叶支气管至段支气管起始。因为各级支气管周围伴有动脉、静脉走行，所以对位于支气管与血管间的11、12组淋巴结应钝性分离，轻柔操作，避免损伤血管。

三、肺门及纵隔淋巴结清扫

（一）右侧2、4、7、8、9、10组淋巴结清扫

10组淋巴结围绕肺门，在肺段切除前应先打开包绕肺门的纵隔胸膜，清除10组淋巴结以便更好地暴露肺门区动脉、静脉及支气管。在游离前纵隔胸膜时，要防止膈神经损伤。

2、4组淋巴结为右侧上纵隔气管旁淋巴结，前界为上腔静脉，后界为气管，下界为奇静脉后方，上界为锁骨下动脉。在胸腔镜下，常于奇静脉下缘打开纵隔胸膜，游离奇静脉后方形成"隧道"，用吸引器挑起奇静脉弓，可经打开的"隧道"将淋巴结及周围脂肪组织完整切除。如操作困难，则可于奇静脉上缘打开纵隔胸膜进行清扫。在清扫2组淋巴结时，要防止喉返神经的损伤；在清扫4组淋巴结时，要防止奇静脉汇入上腔静脉区域的损伤。

7、8、9组淋巴结的清扫往往从9组淋巴结开始。打开下肺韧带，清扫其内9组淋巴结。继续向上打开后纵隔胸膜至奇静脉弓下缘，暴露食管并清扫8组淋巴结。7组淋巴结的前界为右主支气管，后界为食管，上界为隆突。因此，对7组淋巴结的清扫应于食管与右主支气管之间的间隙进行分离，进入隆突下区域进行，操作过程中防止气管膜部损伤。尽管胸导管位于食管后方，但清扫隆突下淋巴结时仍容易损伤胸导管。如发现直径约2mm的淋巴管，应用血管夹将其夹闭，防止术后乳糜胸的发生。

（二）左侧4、5、6、7、8、9、10组淋巴结清扫

左侧10组淋巴结的清扫与右肺手术相一致。但左肺动脉干发出较短，操作中应防止其受损伤，避免发生大出血的风险。

5、6组淋巴结位于主动脉弓附近区域。5组淋巴结位于主肺动脉窗，上界为主动脉弓，下界为肺动脉，前界为升主动脉，后界为降主动脉，其内有迷走神经

发出的喉返神经由主动脉弓折返。操作时，要注意对喉返神经的保护。6组淋巴结位于主动脉弓旁，游离附着于升主动脉与主动脉弓延续区域的前纵隔胸膜，将其内淋巴结与周围脂肪组织一并清除，防止损伤胸膜表面的膈神经及上缘左无名静脉。

对7、8、9组淋巴结清扫的顺序仍从9组淋巴结开始。打开下肺韧带，清扫其内9组淋巴结。继续向上打开后纵隔胸膜至主动脉弓下缘，游离胸主动脉与肺间隙，暴露食管并清扫8组淋巴结。7组淋巴结前界为左主支气管，后界为胸主动脉及食管，上界为隆突，经胸主动脉及食管前缘分离进入隆突下区域。因其位置较深，故术中要充分暴露视野，用血管夹或超声刀离断供应淋巴结的支气管动脉，防止其损伤后不便止血。在操作过程中，仍需防止气管膜部受损伤。

四、13、14组淋巴结分检

13组、14组淋巴结需由手术医生或病理科医生进行分检。标本切除后，沿着段支气管、亚段支气管进行剥离。

（邵国光）

◇参◇考◇文◇献◇

Asamura H, Suzuki K, Watanabe S, et al. A clinicopathological study of resected subcentimeter lung cancers: a favorable prognosis for ground glass opacity lesions[J]. Ann Thorac Surg, 2003, 76: 1016-1022.

Ginsberg RJ, Rubinstein LV. Randomized trial of lobectomy versus limited resection for T_1N_0 non-small cell lung cancer. Lung Cancer Study Group[J]. Ann Thorac Surg, 1995, 60: 615-622.

Kodama K, Higashiyama M, Takami K, et al. Treatment strategy for patients with small peripheral lung lesion(s): intermediate-term results of prospective study [J]. European J Cardiothorac Surg, 2008, 34: 1068-1074.

Miller DL, Rowland CM, Deschamps C, et al. Surgical treatment of non-small cell lung cancer 1 cm or less in diameter[J]. Miller Ann Thorac Surg, 2002, 73: 1545-1550.

Mountain CF, Dresler CM, et al. Regional lymph node classification for lung cancer staging [J]. Chest, 1997, 111(6): 1718-1723.

Nomori H, Iwatani K, Kobayashi H, et al. Omission of mediastinal lymph node dissection in lung cancer: its techniques and diagnostic procedures[J]. Ann Thorac Cardiovasc Surg, 2006, 12: 83-88.

Rusch VW, Chansky K, Kindler HL, et al. The IASLC mesothelioma staging project: proposals for the M descriptors and for revision of the TNM stage groupings in the forthcoming (Eighth) edition of the TNM classification for mesothelioma [J]. J Thorac Oncol, 2016, 11(12): 2112-2119.

Sim HJ, Choi SH, Chae EJ, et al. Surgical management of pulmonary adenocarcinoma presenting as a pure ground-glass nodule[J]. European Journal of Cardio-thoracic Surgery, 2014, 46: 632-636.

Zha J, Xie D, Xie H, et al. Recognition of "aggressive" behavior in "indolent" ground glassopacity and mixed density lesions [J]. Journal of Thoracic Disease, 2016, 8(7): 1460-1468.

吴楠，阎石，郑庆锋，等.分检肺段及亚段淋巴结对肺癌病理分期准确性的影响.第五届中国肿瘤学术大会暨第七届海峡两岸肿瘤学术会议、国际肿瘤细胞与基因治疗学会会议、第二届中日肿瘤介入治疗学术会议论文集[C].2008.

第五节　手术技巧探讨

一、段间裂处理

（一）段间裂识别

准确识别段间裂是胸腔镜下解剖性肺段切除的技术难点。发育良好的段间裂不常见，发育较好的段间裂一般可在术中直接识别。发育良好的段间裂多见于肺背段和左肺上叶舌段。段间裂识别方法概括起来可以分为两大类，即通气-萎陷法和染色法。

1. 通气-萎陷法

通气-萎陷法为传统的段间裂识别方法。根据目标肺段（切除肺段）的通气、萎陷情况，通气-萎陷法可分为两种，一种是目标肺萎陷-周围肺组织通气，另一种是目标肺通气-周围肺组织萎陷。前一种方法主要是先阻断目标肺的支气管，再膨肺；后一种方法是先膨肺，再阻断目标肺的支气管。根据萎陷肺和通气肺组织的边界确定段间平面。

通气-萎陷法的缺点是肺段间存在交通性通气，由于膨肺压力难以控制，阻断处远端的肺仍可膨胀，所以无法达到准确的段间裂识别。后经过技术改进，在支气管镜引导下行术中肺段支气管选择性喷射通气，弥补了此法的缺陷。此法最先由日本学者Okada等（2007）提出，可以使要切除的肺段通气，而需要保留的肺段组织保持萎陷。该法要求术者先游离完段支气管，然后麻醉医生将3.5mm支气管镜插进患侧叶支气管，术者可以根据术野支气管前端的亮光引导麻醉医生将支气管镜插入对应的预切除的段支气管。在支气管镜到达位置后，进行高频震荡（High-frequency oscillation, HFO）喷射通气（频率为40Hz，压力为$2kg/cm^2$）。在多个肺段联合切除时，也可采用此法，通过术者在术野中的引导，逐个进行对应肺段的喷射通气。

2. 染色法

识别段间平面的染色法可分为支气管系统染色和循环系统染色。支气管系统染色是在夹闭目标肺段近端后，可在远端支气管内注射亚甲蓝行肺段染色，以确定肺段间平面（张正等，2016）。循环系统染色是在目标肺段的动脉处理完毕后，静脉注射染色剂（如吲哚菁绿），使相邻肺段染色而目标肺段不染色，以此确定肺段间的界线。另外，随着功能胸腔镜技术的发展，在荧光胸腔镜下，可经目标肺段的动脉注射荧光显影剂，以识别段间裂。

（二）段间裂处理

由于大部分的段间裂没有发育，所以对段间裂的处理比叶间裂更为复杂和困难。目前，临床上常用的方法有切割闭合器、能量装置直接切割法（包括电刀和超声刀）及两种方法的杂交。

目前，应用最多的方法是在内镜下用切割闭合器处理段间裂。此法的优点在于：处理快捷，切割线漏气少，操作方便。缺点在于：首先，因切割闭合器钉仓有一定的宽度，压榨组织较多，所以为了保证足够的切缘，常常会切割到邻近的肺段组织；其次，因为肺段间平面组织较厚，切割线张力较大，所以容易造成切割闭合器钉合失败及术后邻近肺组织复张受限；最后，有些段间裂不在同一平面上，使用切割闭合器难以保证精准地切割到段间平面（Ojanguren et al.，2016）。

近年来，临床上有报道使用电刀电凝灼烧直接处理段间平面，一般电凝功率设置为60W（Ohtsuka et al.，2012），或使用超声刀直接切割。能量装置直接切割法的优点是成本较低，可以精准切割到段间平面，段间组织不会出现压榨不张的情况。但该法的缺点是，如段间有交通的血管或支气管，则易发生出血和漏气。在术中处理时，需自己识别。如有较大的血管和支气管，一般分别结扎处理。

为了充分发挥切割闭合器法和电凝切割法的优势，有人提出了两种方法的杂交，即在处理外周段间平面时，可使用电凝切割；在靠近支气管近端时，可使用切割闭合器处理（Iwata et al.，2013）。

二、血管裸化

国内胸腔镜肺切除开拓者，北京大学人民医院王俊教授在介绍其"王氏手法"时，特别推荐血管的"骨骼化"处理，又称"血管裸化"，即采取血管鞘内分离的方式处理血管（王俊，2013）。肺段血管及支气管较细小，应精细操作，使用的器械包括细的电钩、细的吸引器头、精细剪刀及剥离子等。

血管裸化的优势如下。①血管间隙容易识别和处理，在打开血管周围的鞘膜后，鞘膜与血管壁之间可经过钝性分离产生自然间隙，方便处理和识别；②血管裸化后，周围间隙非常清晰，避免处理血管时因周围纤维粘连牵拉而造成血管的损伤；③血管裸化使血管的分支容易清晰分离。

但血管裸化需要由有一定的胸腔镜临床经验的医生处理，否则容易造成血管损伤。另外，动脉因压力比静脉高，故较为充盈，血管弹性较好，血管鞘也比静脉容易处理。对肺段血管的识别和处理，尤其静脉的处理，是胸腔镜下肺段切除的难点和重点。从肺静脉干起，通过血管裸化可以清晰地游离各肺段的分支血管。临床上，肺段的动脉容易识别和分离，静脉相对较难。无论是肺段动脉还是静脉，都应沿血管鞘尽可能仔细地向远端分离。对细小的分支，可以用电凝或超声刀切断；对较大的分支，则可以采取结扎后切断或超声刀离断的方法；对更大的分支，可以在腔镜下用切割闭合器切断（缝钉高度为 2.0～2.5mm）。

三、支气管处理

（一）肺段切除的解剖顺序

对于叶间裂发育完全的患者，肺叶切除及肺段切除都会更容易。在肺段切除中，优先考虑处理肺段静脉；然后考虑处理相应的肺段动脉；肺段支气管往往与肺段动脉伴行，在处理完肺段动脉后，可考虑处理肺段支气管；最后再处理段间肺实质及剩余的肺段动脉。

对于叶间裂发育不全的患者，在肺段切除中，同样可优先处理肺段静脉，再考虑单向式处理肺段支气管，接着处理与之伴行的肺段动脉，最后考虑处理段间肺实质。

（二）对支气管的处理

大部分支气管走行是与相应肺段的动脉伴行的，但是也可能存在支气管走行的变异。随着 CT 的快速发展，三维重建的多排螺旋 CT（Mutiylle-slice CT, MSCT）越来越多地被应用于临床。通过应用 MDCT，我们可以看到患者支气管及肺动脉的具体解剖和走行，从而为术中支气管的分辨提供帮助（Oizumi et al., 2014）。术中一旦确定要切除肺段的支气管，就应仔细清除肺段动脉及肺段支气管周围的疏松结缔组织（见图2-25），充分暴露肺段支气管根部。值得注意的是，若肺段支气管周围有肿大的淋巴结，则需先清扫淋巴结并送快速冰冻

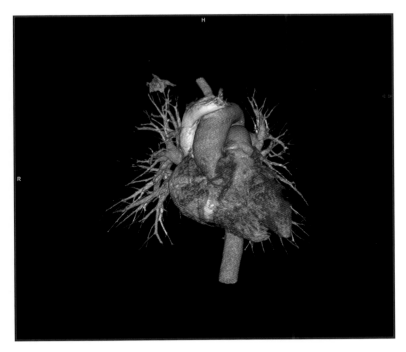

图2-25　在右肺上叶尖后段见一肿块影。通过血管重建与病灶融合，可显
　　　　示病灶与周围血管的关系

病理切片后，再考虑离断支气管。对于确诊或怀疑肺癌的患者，需保证支气管
切缘与肿瘤有足够的距离(＞2cm)。在夹闭目标段支气管后，用低压力低容积
膨肺。确认后，切断目标支气管。支气管的离断方式有3种，目前最常用的是
内镜下切割闭合器离断（见图2-26）。也有文献报道称，用单纯结扎法或滑线
（3-0,4-0 Prolene）进行支气管断端的缝合（Shiraishi et al., 2004）。

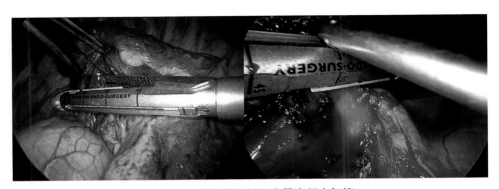

图2-26　用直线切割闭合器离断支气管

注意事项

1. 支气管的辨认和处理。若靶段支气管辨认困难，则需要在术中行纤维支气管镜检查，并借助其光源定位靶段支气管（Wang et al., 2014）。

2. 对于用支气管镜都无法确认的靶段支气管，可考虑在夹闭支气管后从远端缓慢注入吲哚菁绿，观察病变肺段肺实质是否有染色。如成功染色，则代表靶段支气管正确（Shiaki et al., 2013）。

3. 在采用切割闭合器切断肺段支气管时，选择合适的钉仓可有效预防术后并发症的发生。蓝钉的闭合高度为1.5mm，绿钉的闭合高度为2.0mm，金钉的闭合高度为1.8mm。可根据支气管的粗细选择合适的钉仓（陈亮等，2015）。

4. 对于NSCLC患者，需保证切缘≥2cm或切缘/肿瘤直径≥1。如果切缘不能达到要求，则应该进行扩大的肺段切除或联合肺段切除，必要时改为肺叶切除术（陈亮等，2016）。

四、淋巴结的识别及处理

（一）淋巴结的识别及分区

2009年，国际肺癌研究协会提出了新的肺癌淋巴结分布图（见图2-22），并且改良了对每一区淋巴结的解剖界限的定义，将肺癌淋巴结分为5个大区，一共包含14组淋巴结。具体的名称及边界情况见表2-9。

表2-9　纵隔淋巴结分区

组数		名称	包含区域	边界
锁骨上区淋巴结(1组)	1	锁骨上区淋巴结	包括下颈部、锁骨上和胸骨颈静脉切迹淋巴结	上界位于环状软骨下缘,下界位于锁骨和胸骨柄的上缘

组数		名称	包含区域	边界
上纵隔区淋巴结2～4（6组）	2R	右上气管旁淋巴结	位于气管右侧边界	上界位于胸骨柄上缘,下界位于头臂静脉尾端与气管交叉点的横截面
	2L	左上气管旁淋巴结	位于气管左侧边界	上界位于胸骨柄上缘,下界为主动脉弓上界
	3a	血管前淋巴结	不与气管紧邻,位于血管的前面	位于前纵隔血管的前方
	3p	气管后淋巴结	不与气管紧邻,位于食管后、脊椎前	位于食管之后,椎体前方
	4R	右下气管旁淋巴结	紧邻气管右侧缘,从气管的右边界延伸到了左边界	上界为头臂静脉尾端与气管交叉点的横截面,下界为奇静脉的下界
	4L	左下气管旁淋巴结	紧邻气管左侧缘,包括位于肺动脉韧带内侧的所有气管旁淋巴结	上界为主动脉弓的上缘,下界为左主肺动脉的上缘
AP区（主动脉肺动脉区）5～6（2组）	5	主动脉弓下淋巴结	又称主动脉-肺动脉窗淋巴结,处于左肺动脉第一分支的近端区域,不在主动脉与肺动脉之间,而在这些血管的侧面	位于肺动脉韧带外侧、主动脉外侧或左肺动脉外侧
	6	主动脉旁淋巴结	升主动脉旁淋巴结	升主动脉和主动脉弓的侧前方,位于主动脉弓的上下缘
下纵隔淋巴结7～9（3组）	7	隆崎下淋巴结	位于气管隆崎末端,与下叶支气管或肺内动脉无关	上界为隆崎尖,右侧下界为右肺中叶支气管下缘末端,左侧下界为左肺下叶支气管上缘末端
	8	食管旁淋巴结	位于食管旁的淋巴结	上界为隆崎淋巴结之下,下界为膈肌
	9	下肺韧带淋巴结	位于下肺韧带之间的淋巴结,包括下肺静脉下端和后壁的淋巴结	下肺韧带是包绕肺门的纵隔胸膜反折后向下的延伸,淋巴结位于下肺韧带之间

续　表

组数		名称	包含区域	边界
N₁组淋巴结(肺门区、叶间区、周围区)10～15(5组)	10	肺门淋巴结	肺门淋巴结邻近肺叶淋巴结及纵隔胸膜反折,在右侧邻近中间段支气管	上界:右侧为奇静脉下缘,左侧为肺动脉上缘;下界:双侧叶间区域
	11	叶间支气管淋巴结	位于肺内各肺叶支气管之间的淋巴结	在左侧,位于上肺叶支气管与下肺叶支气管之间;在右侧,上肺叶与中肺叶支气管之间为11s群,中肺叶与下肺叶支气管之间为11i群
12～14组			肺段-亚肺段-次亚肺段淋巴结	

(二)淋巴结采样及处理

对于行肺段切除的疑有恶性肿瘤的患者,无须常规做淋巴结的清扫,但手术中需常规行淋巴结的采样。采样的淋巴结包括常规清扫区域N₂组及N₁组淋巴结(包括第10/11/12/13组淋巴结)。对病变所属的肺段间淋巴结的采样尤为重要。所采样的淋巴结均需送术中快速冰冻病理检查。以上采样淋巴结应均为阴性。一旦发现有淋巴结转移,对拟行肺段切除手术的患者应该改行肺叶切除手术,以达到根治的目的。

对于早期拟行肺段切除的NSCLC患者,需进行严格、精准的术前淋巴结临床分期,检查项目包括CT、PET-CT、纵隔镜、超声支气管镜(Endo bronchial ultrasound, EBUS)或超声内镜(Endoscopic esophageal ultrasound, EUS)检查。但是,以上检查对病灶直径小于1cm的淋巴结的敏感性均不强。因此,一部分cT_1N_0患者可能在术后升级为$p-T_1N_{1-2}$。因此,NCCN指南提出,术中应常规性对肺门(第10组)、叶间(第11组)、肺内(第12组)、段间(第13组)及纵隔(N₂)淋巴结进行采样并行快速冰冻病理检查。Ikeda等推荐,术中将第12、13组及肺叶特异性N₂组淋巴结(最大及第二大的淋巴结)切除送检。如果发现有淋巴结转移,那么除非需要进行妥协性肺段切除手术,否则应该中转改行肺叶切除手术(Zwischenberger, 2012)。

五、三维成像技术在肺段切除手术中的应用

三维成像技术是影像技术与计算机软件处理相结合的技术。在采用肺段切除手术切除肺肿瘤时，如果肺肿瘤是恶性的，则必须保证肿瘤能被完整地切除，那么对肿瘤的大小和位置是有一定要求的（Ueda et al., 2012）。如图2-27所示，为了确保2cm的手术切缘，肺肿瘤的中心必须远离肺段间平面（虚线所示）至少2cm+r cm（r是肿瘤的半径）。

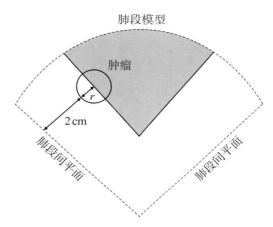

肺段模型

肿瘤

r

2cm

肺段间平面

肺段间平面

图2-27　在对肺恶性肿瘤行肺段切除手术时，对肿瘤大小、位置及距离肺段平面的要求。为了确保2cm的手术切缘，肺肿瘤的中心必须远离肺段间平面（虚线所示）至少2cm + r cm（r是肿瘤的半径），肺肿瘤的中心必须在图中的灰色区域

利用三维成像技术能更加精确地定位肿瘤的位置，并且能形象地展示出肿瘤与肺段静脉、肺段动脉以及肺段支气管的关系（Shimizu et al., 2012），且肿瘤与相邻肺段间静脉的距离也能实现精确的测算，以判断术前设计的肺段切除手术能否实现肿瘤的完整切除，并为手术设计提供可视化的图像。

日本Iwano等学者（2013）也研究发现，具有安全边界的三维成像计算的断层血管造影术能够非侵入性地使肺肿瘤与段间肺静脉之间的三维距离和关系可视化，这有助于为病灶直径≤2cm的肺癌患者在术前制定合适的肺段切除手术方式，比如是行单个肺段切除还是行多个肺段切除。而对于一些小的肺结节，甚至可以借助三维CT重建血管成像技术行选择性的亚肺段切除（Nakamoto et al., 2010）。

三维血管成像技术在对有血管变异的病例进行肺段切除手术时尤其有优势。术前的三维血管成像能指导术中的解剖，避免在术中对变异结构造成损伤（Nakashima et al., 2010）。

我国有研究者发现，对于多个结节，术前三维成像有利于更好地确定每个结节所处肺段的位置（见图2-28），并有助于综合设计肺段手术及术前预计肺容积的损失量（Yang et al., 2016）。该技术对肺功能较差、需要精确预估肺容积损失的患者较有参考价值。

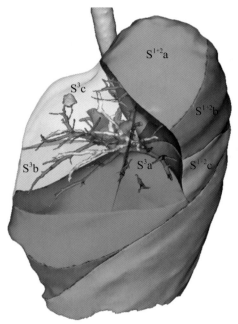

图2-28 肺手术三维成像系统重建了肺静脉（红色）、支气管（白色）和肺结节（绿色）。以不同颜色和透明度区分不同肺段。肺结节所在肺段，可以通过擦除工具删除肺段，以便追踪肺结节

三维成像技术甚至可应用于肺发育异常的婴儿，用于肺段切除手术术前可视化评估（见图2-29），从而实现最小的肺功能损伤，达到治疗的目的（Peiry et al., 2012）。

随着医学技术的进步，手术变得更加精细化。而肺小结节的发病率越来越高，术前更加精细、形象的影像图片正符合每个胸外科医生的需求，相信三维成像技术将会越来越普遍地应用于临床。

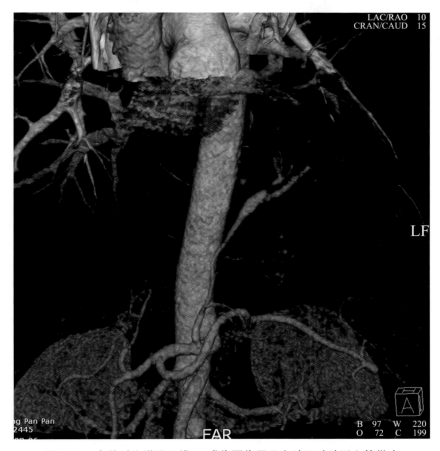

图2-29　术前对比增强三维CT成像图像显示左肺下叶畸形血管供应

（张春芳　袁小帅　黄　沙）

◇参◇考◇文◇献◇

［美］Zwischenberger JB. 胸外科手术技术图谱［M］. 李辉，译. 北京：北京大学医学出版社，2012.

Dienemann HC, Homann H, Detterbeck FC. Chest Surgery ［M］. Berlin Heidelberg: Springer-Verlag, 2015.

Iwano S, Yokoi K, Taniguchi T, et al. Planning of segmentectomy using three-dimensional computed tomography angiography with a virtual safety margin: technique and initial experience

［J］. Lung Cancer, 2013, 81(3): 410-415.

Iwata H, Shirahashi K, Mizuno Y, et al. Surgical technique of lung segmental resection with two intersegmental planes ［J］. Interact Cardiovasc Thorac Surg, 2013, 16(4): 423-425.

Nakamoto K, Omori K, Nezu K, et al. Superselective segmentectomy for deep and small pulmonary nodules under the guidance of three-dimensional reconstructed computed tomographic angiography ［J］. Ann Thorac Surg, 2010, 89(3): 877-883.

Nakashima S, Watanabe A, Ogura K, et al. Advantages of preoperative three-dimensional contrast-enhanced computed tomography for anomalous pulmonary artery in video-assisted thoracoscopic segmentectomy ［J］. Eur J Cardiothorac Surg, 2010, 38(3): 388.

Oh S, Suzuki K, Miyasaka Y, et al. New technique for lung segmentectomy using indocyanine green injection ［J］. Ann Thorac Surg, 2013, 95(6): 2188-2190.

Ohtsuka T, Goto T, Anraku M, et al. Dissection of lung parenchyma using electrocautery is a safe and acceptable method for anatomical sublobar resection ［J］. J Cardiothorac Surg, 2012, 7: 42.

Oizumi H, Kato H, Endoh M, et al. Techniques to define segmental anatomy during segmentectomy ［J］. Ann Cardiothorac Surg, 2014, 3(2): 170-175.

Ojanguren A, Gossot D, Seguin-Givelet A. Division of the intersegmental plane during thoracoscopic segmentectomy: is stapling an issue? ［J］. J Thorac Dis, 2016, 8(8): 2158-2164.

Okada M, Mimura T, Ikegaki J, et al. A novel video-assisted anatomic segmentectomy technique: selective segmental inflation via bronchofiberoptic jet followed by cautery cutting ［J］. J Thorac Cardiovasc Surg, 2007, 133(3): 753-758.

Peiry B, De Buys Roessingh A, Francini K, et al. Thoracoscopic segmentectomy: one vessel may hide a second one ［J］. J Pediatr Surg, 2012, 47(2): e11- e13.

Shimizu, K, Nakano T, Kamiyoshihara M, et al. Segmentectomy guided by three-dimensional computed tomography angiography and bronchography ［J］. Interact Cardiovasc Thorac Surg, 2012, 15(2): 194-196.

Shiraishi T, Shirakusa T, Iwasaki M, et al. Video-assisted thoracoscopic surgery (VATS) segmentectomy for small peripheral lung cancer tumors ［J］. Surgical Endoscopy and Other Interventional Techniques, 2004, 18(11): 1657-1662.

Ueda K, Tanaka T, Hayashi M, et al. What proportion of lung cancers can be operated by segmentectomy? A computed-tomography-based simulation ［J］. Eur J Cardiothorac Surg, 2012, 41 (2): 341-345.

Wang G，Wang Z, Wang J, et al. Uniportal complete video-assisted thoracoscopic anatomic seg-mentectomy: technical aspects and initial results ［J］. China Journal of Endoscopy, 2014, 20 (6): 118-123.

Yang Q, Xie B, Hu M, et al. Thoracoscopic anatomic pulmonary segmentectomy: a 3-dimensional guided imaging system for lung operations ［J］. Interact Cardiovasc Thorac Surg, 2016, 23 (2): 183-189.

陈亮，吴卫兵.胸腔镜解剖性肺段切除术技术要点［J］.中国肺癌杂志，2016，19(6)：377-381.

陈亮，朱全，等.全胸腔镜解剖性肺段切除手术图谱［M］.南京：东南大学出版社，2015.

王俊.全胸腔镜肺切除规范化手术图谱［M］.北京：人民卫生出版社，2013.

张正，廖永德，艾波，等.全胸腔镜肺段切除术中美兰染色法判断肺段边界［J］.中华胸心血管外科杂志，2016，32(3)：184-185.

第六节　手术配合及手术室流程优化

微创外科技术的发展不仅需要先进的仪器设备和精细的手术器械，而且也需要良好精准的手术配合以及优化的手术室流程。良好的手术配合和合理的手术室流程有利于手术室甚至整个医院的整体运营，提高手术室的工作效率和工作质量，缩短患者的住院时间，减轻患者的医疗负担，对医院的经济和社会效益都有十分重要的意义。

一、微创肺段切除手术配合

（一）术前准备

1. 手术间及所用物品准备

（1）选择洁净腔镜手术间，术前30min开启净化空调系统，将手术室内温度控制在22~24℃，湿度控制在40%~60%。准备并核对手术所需设备，如高清内镜机组或达芬奇机组、高频电刀、超声刀、中心吸引等仪器，并检查其功能是否处于完好备用状态。

（2）根据手术要求和术者习惯，准备手术器械及用物。手术器械及用物：胸腔镜切肺器械（或达芬奇切肺器械），30°镜头，切口保护器1只，超声刀1把（淋巴清扫时需用），切割闭合器1把，配套钉仓数个，特殊缝线（各型号血管无损伤缝线，关切口可吸收缝线）。另常规备开放的肺器械包，以备术中开放之需。

（3）患者的手术体位为健侧卧位，准备手术卧位时所需的各种体位垫。

2. 患者准备

术前常规或者根据ERAS要求禁食、禁饮，清洁手术切口皮肤，注意严禁将手术标记清洗掉。手术当天带好手术需用的物品。患者在病房护士的护送下进入手术室。入室后，需在其健侧上肢建立静脉通路，麻醉后留置导尿管。

3. 无菌台准备

（1）手术前，洗手护士根据"医生特殊需求卡"再次确认物品是否准备齐全；洗手护士在手术开始前30min进行外科洗手、穿无菌手术衣、戴无菌手套，及整理无菌器械台。

（2）洗手护士与巡回护士共同清点器械、敷料、缝针等手术用物，并记录在手术清点单上。清点完毕，洗手护士将手术器械分类摆放，逐一检查每把内窥镜器械的完整性及使用性能是否完好。

4. 体位安置

（1）体位安置的原则是在不影响患者的呼吸、循环及身体各部分功能的前提下，避免神经和肌肉受压，使患者舒适，同时要尽可能暴露最佳手术野，便于手术操作。手术体位由巡回护士、手术医生及麻醉医生共同完成。安置前，再次核对影像片、手术标记及病历资料，确认手术患侧部位。

（2）微创肺段切除手术体位为侧卧位。侧卧位安置的方法：患者健侧卧90°，在健侧胸部下面放置腋垫（腋垫上附硅凝胶垫），以防健侧肩部受压（周爱玉等，2013）；下腹部及骶尾部分别用骨盆固定架固定，避免前后摇动；头枕头圈，使颈椎与胸腰椎保持在同一水平位置；双下肢功能位放置，一般健侧下肢稍屈曲在下，患侧下肢屈曲在上，两腿之间垫腿垫，并使足跟悬空，用约束带固定膝部。

（3）体位安置好后，将电刀回路极板放于肌肉平坦、血管丰富的部位，防止术中电灼伤。

（4）常规手术野皮肤消毒，铺巾。连接电刀、吸引器、超声刀，调节灯光，安排手术人员就位。划皮前，根据手术安全核查表，由手术医生、麻醉医生、手术护士再次进行患者核查。核查后，开始手术。

5. 设备连接

（1）检查镜头、胸腔镜器械的完整性，按照手术使用顺序正确放置。

（2）正确连接摄像头、光导纤维、超声刀、电凝线等，并检查仪器功能是否正常，将电凝调至合适的参数。

（二）手术步骤及手术配合

1. 术中整体配合要点

（1）严格执行核对制度。手术医生、麻醉医生及手术室护士在根麻醉实施前、手术开始前、手术结束时，根据手术安全核查表内容认真核对并签名，按操作说明规范操作。

（2）手术中若使用切割闭合器，必须与医生核实。

（3）术中要注意保持患者输液通畅、体位正确、肢体不受压，体位应安放稳妥，侧卧位时防止腋窝神经、血管受压，在关节突出及压迫处应垫上软枕。

（4）手术结束后，将患者先改成平卧位，检查全身，尤其是健侧侧面受压处、双侧足跟、骨盆架固定处等部位皮肤有无红肿或压疮。

（5）普胸外科手术常涉及患者呼吸、循环和消化三大系统，其中对呼吸和循环功能的影响尤为明显。手术护士必须熟悉手术步骤，准确无误地传递器械；并密切观察各手术步骤可能出现的一些并发症，如套管置入时潜在的肺、肋间神经及血管损伤的风险；在用胸腔内器械操作时，可能伤及血管、肺等，或因病情需要而改变手术方式等，需要及时配合。

2. 微创肺段切除手术配合流程

微创肺段切除手术配合流程见表2-10。

微创肺段手术学

表2-10　微创肺段切除手术配合流程

手术步骤	配合要点	备注
①建立操作孔。根据病灶位置,以近腋中线约第7～8肋间作手术观察孔。用10mm穿刺器穿透胸腔,置入镜头探查。另在腋后线靠后第7～8肋间作2cm切口,为辅助操作孔;在腋前线附近第4～5肋间作3～4cm切口,为主操作孔	递刀片切开皮肤,用10mm穿刺器穿刺,递镜头探查。递电刀、乳突牵开器或用小号切口保护器牵开	划皮前"time out"
②探查胸腔及肺组织;分离粘连,游离肺叶周围韧带	递无齿卵圆钳、腔镜长无损伤钳、电凝钩进行分离	在超声刀使用前应先测试;使用中,随时清洁刀头以保证输出功率
③解剖游离相应肺段的动脉、静脉、支气管;用切割闭合器配血管钉进行血管切割闭合	根据医生需要,递肺腔镜专用1～4号钳;切割闭合器常用强生ATW45或EC60系列,安装上2.5mm的血管钉仓;如需套扎,则用长钳带0号丝线	在切割闭合器用后,将枪头残钉清洗干净
④用电钩或超声刀游离肺段支气管周围,夹闭支气管,麻醉医生协助咳痰鼓肺,在确认为病灶肺段后切断支气管	递电钩或超声刀,游离后递切割闭合器夹闭,切割闭合器上安装3.5mm或3.8mm钉仓	术前配用两套吸引装置以供手术与麻醉吸引
⑤切除相应肺段。根据麻醉医生鼓肺确定段间裂,用相应厚度的切割闭合器处理	递切割闭合器钉仓,常用3.5mm或3.8mm钉仓,边界可用2.5mm钉仓	注意钉仓不能错
⑥移除标本,行快速病理检查。将病灶肺段装入内镜取物器中,经由稍大的切口取出标本	递取物器;套取后,开无影灯取标本;取出后,经医生过目后,送快速病理切片检查切缘	取出标本后,检查取物器是否完整
⑦根据情况清扫各组淋巴结	递超声刀,用盐水湿纱布包裹各组淋巴结暂存,准备无损伤钳或淋巴结钳以备术中出血时使用	取出淋巴结后,及时交给巡回护士,分组装入标本袋,并在袋上做好组别标记
⑧胸腔冲洗止血;检查肺残端是否漏气	递37℃生理盐水冲洗;如有漏气,则用4-0滑线缝扎,递打结棒及剪刀	

续　表

手术步骤	配合要点	备注
⑨放置并固定胸腔引流管	递干净纱布、胸腔引流管、大三角针0号丝线固定,清点手术用物	巡回护士开大灯,及时撤下镜头,收回内镜连接
⑩切口止血,逐层关胸	递电刀止血,用可吸收线缝合各个切口,清点手术用物	统计出血量,检查切口保护器的完整性
⑪在皮肤消毒后贴敷贴,胸腔引流管接水封瓶	递碘附棉球、敷贴,清点手术用物	胸腔引流管接水封瓶,观察引流情况

二、手术室流程优化

(一)管理首台手术开始时间

7:30,巡回护士接患者入手术室;8:10,器械护士上台,完成手术物品清点;8:30,准时划皮。

(二)设置专科手术间

基于手术室二级库房管理模式,根据手术间的专科手术功能,按照5S管理理念(陈华,2012),在手术间内定点、定位、定量放置手术所需常规用物,合理配置,及时补缺。将专科手术的仪器设备、体位支架等放置在手术间指定位置,方便拿取。这样既可以缩短手术准备时间,又可以节省护理人员体力,更重要的是避免了贵重仪器设备反复推动可能造成的损坏,从而在一定程度上保证了手术的顺利进行。

(三)成立专科护理小组

挑选工作5年以上、责任心强、临床经验丰富的护士任专科组长,组员均要接受专科理论知识和技能的规范培训,要求熟练掌握所有设备的操作流程,及器械的使用、清洗、灭菌和保养流程,需要熟悉专科手术的洗手和巡回流程并在手术中给予配合。

（四）优化手术器械

根据专科需求挑选手术器械，这样既可以缩短手术时间，又可以降低器械的成本。

（五）优化接台手术患者术前准备流程

术前集中管理优化流程，设置术前准备室1间（泮葵芬等，2011），配备护士1名，集中管理所有接台手术患者。根据手术需要，为接台手术患者建立静脉通道，并协助麻醉医生进行麻醉准备工作，为手术患者实施心理护理。

（王 莺 唐秋梅 虞 莉 方礼逵）

◇参◇考◇文◇献◇

陈华.5S管理在手术室中的应用与分析[J].按摩与康复医学,2012,3(30)：5.

泮葵芬，林晓林，李海英.术前准备间的设立及使用[J].医院管理论坛,2011,28(2)：42-43.

周爱玉，王秋明，庞子霞.不同护理用具用于术中压疮防护的效果评价[J].护士进修杂志,2013,28(13)：1219-1220.

第三章 │ 规范化微创肺段切除术

第一节 适宜常规开展的肺段切除术

肺段切除手术方式众多。目前，报道最多、最适宜常规开展的肺段切除术为左肺上叶固有段切除、左肺上叶舌段切除、左肺下叶背段切除及右肺上叶后段切除。

一、左肺上叶固有段切除（S^{1+2+3}）

左肺上叶固有段切除与右肺上叶切除有一定的相似性，手术切除相对简单，可保留舌段（S^{4+5}）的功能（葛棣，2017）。

1. 静脉处理

上肺静脉通常有三条属支，上支引流尖后段静脉 V^{1+2}，中间支引流前段静脉 V^3，另有舌段静脉 V^{4+5} 引流舌段，操作中应注意保留（高文，王兴安，2011）。在段静脉分支较多、不易判断时，我们的原则是尽量减少静脉分支的切断，以免误切段静脉，影响剩余肺段的血液回流而造成术后咯血。在术中操作时，首先向前方牵拉肺，沿逆时针方向绕肺门上方分离胸膜，显露出肺上静脉和后方的斜裂。然后，松解左肺下叶韧带（见图 3-1），从前肺门处打开纵隔胸膜（见图 3-2），暴露离断左肺上叶固有段静脉（见图 3-3 和图 3-4）。

微创肺段手术学

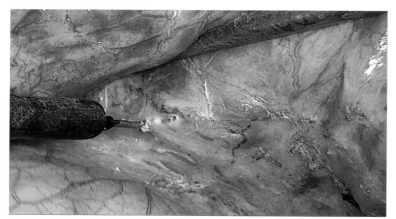

图3-1　松解左肺下叶韧带

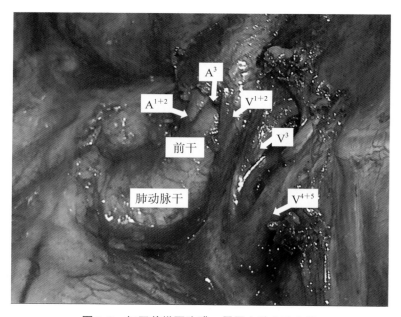

图3-2　打开前纵隔胸膜，暴露左肺上叶血管

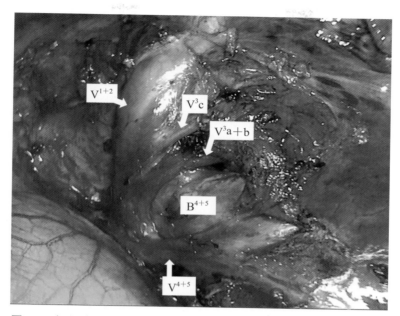

图 3-3　解剖游离左肺上叶尖后段静脉 V^{1+2}、前段静脉 V^3 及舌段静脉 V^{4+5}

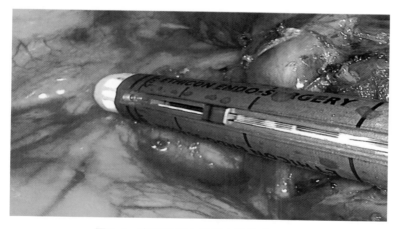

图 3-4　离断左肺上叶固有段静脉 V^{1+2+3}

2. 前干处理

在离断左肺上叶固有段静脉后，解剖暴露左肺上叶固有段动脉前段支 A^3 和尖后段支 A^{1+2}，用切割闭合器离断（见图 3-5 和图 3-6）。在部分患者可见副舌段动脉。副舌段动脉可有分支供应左肺上叶固有段，解剖时应注意（见图 3-7）。

微创肺段手术学

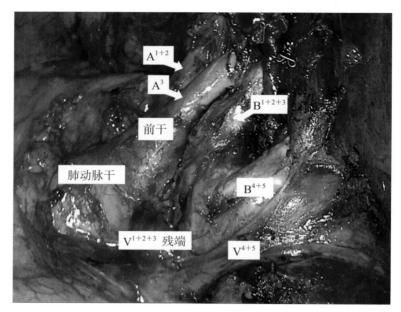

图3-5　解剖游离左肺上叶前干，暴露前段动脉 A^3 和尖后段动脉 A^{1+2}

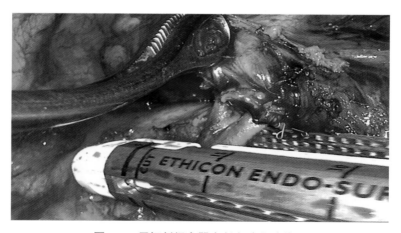

图3-6　用切割闭合器离断左肺上叶前干

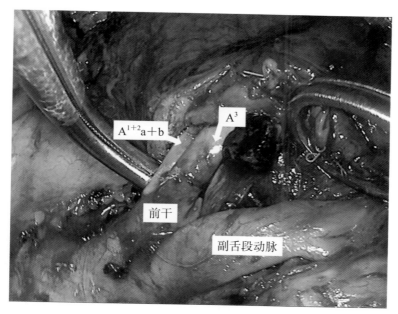

图3-7　副舌段动脉

3. 肺裂和后段动脉处理

将肺叶拉开，暴露肺裂中部，向前轻拉肺上叶，切开肺裂后部（见图3-8和图3-9），向头端按解剖顺序切断所有后升支动脉$A^{1+2}c$（见图3-10～图3-12）。

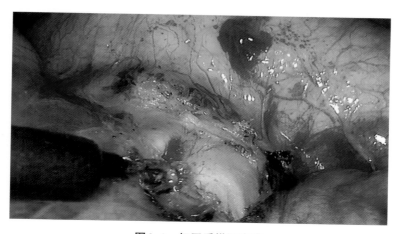

图3-8　打开后纵隔胸膜

微创肺段手术学

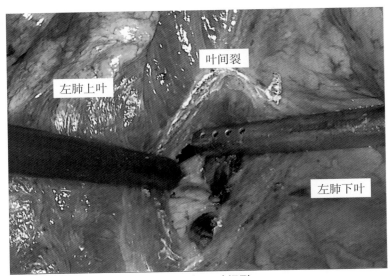

图3-9 打开叶间裂

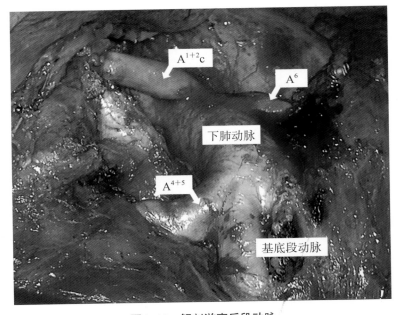

图3-10 解剖游离后段动脉

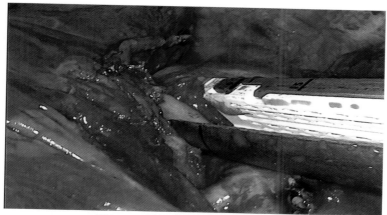

图 3-11　用切割闭合器离断后段动脉

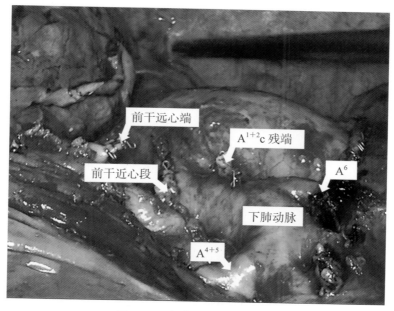

图 3-12　上肺固有段动脉残端

4. 支气管处理

上叶支气管分成舌段支气管 B^{4+5} 和固有段支气管 B^{1+2+3}。后者再分为前段支气管 B^3 和尖后段支气管 B^{1+2}。各支气管较短，解剖时应仔细辨认。在离断动脉和静脉后，牵拉肺实质，暴露、辨认舌段支气管和固有段支气管二分叉结构，游离左肺上叶固有段支气管（见图3-13），用切割闭合器夹闭后膨肺，见左肺上叶舌段及左肺下叶膨胀良好后（见图3-14），离断左肺上叶固有段支气管 B^{1+2+3}（见图3-15）。

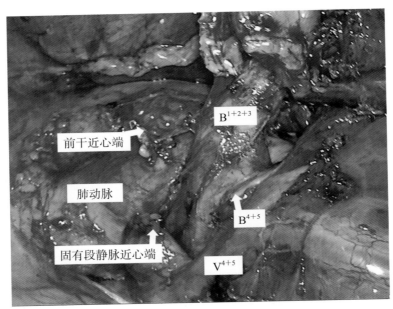

图3-13　解剖、游离左肺上叶固有段支气管

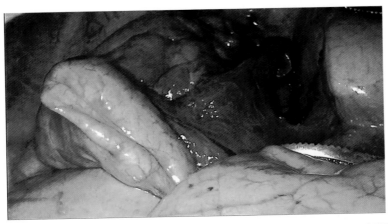

图3-14　在夹闭左肺上叶固有段支气管后膨肺，见左肺上叶舌段及左肺下叶膨胀良好

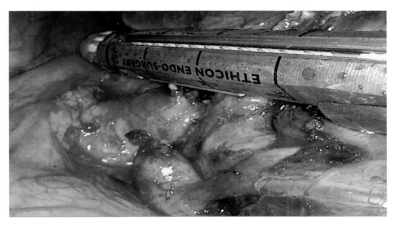

图3-15　用切割闭合器离断左肺上叶固有段支气管

5.段间裂处理

采用肺膨胀-萎陷法，在离断气管后膨肺，待左肺上叶固有段膨胀后单肺通气，等待其余肺段萎陷。约10~15min后，可见萎陷肺组织与充气左肺上叶固有段间形成界限，即为段间平面（见图3-16）。用切割闭合器沿着肺段界限，完整切除左肺上叶固有段（见图3-17）。在切除左肺上叶固有段后，需要注意预防保留的舌段扭转。在手术结束时膨肺，将该保留的肺段保持在自然位置，也可以采用缝合的方法或使用切割闭合器将其固定于邻近的肺叶。

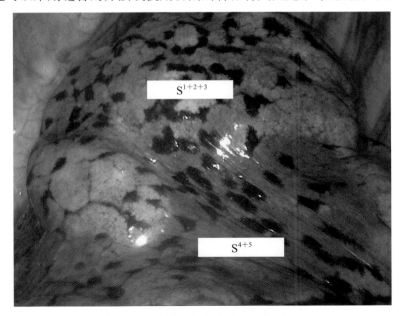

图3-16　用肺膨胀-萎陷法判断段间平面

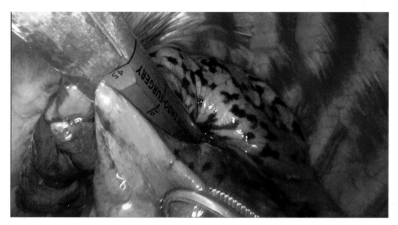

图3-17　沿段间平面完整切除左肺上叶固有段S^{1+2+3}

左肺上叶舌
段切除

二、左肺上叶舌段（S^{4+5}）切除术

左肺上叶舌段血管、支气管的走行较为清晰，手术难度小，切除成功率高（高文，王兴安，2011）。

1. 舌段静脉 V^{4+5} 处理

舌段静脉 V^{4+5} 是上肺静脉的最下属支，可为一根独立的舌段静脉；也可为多根静脉，同时引流舌段。以电钩分离松解下肺韧带（见图3-18），分离叶间裂及纵隔胸膜（见图3-19），暴露并离断左肺上叶舌段静脉 V^{4+5}（见图3-20和图3-21）。如果不能判断舌段引流静脉，则可等到舌段完全游离、段间平面确认后，再处理。

2. 舌段动脉 A^{4+5} 处理

舌段动脉 A^{4+5} 在肺裂中起自肺动脉前侧面，另有些患者可能存在从前干发出的副舌段动脉。用电钩打开斜裂前部（见图3-22和图3-23），从外周到肺门逐渐打开，到达肺动脉前表面，打开血管鞘，暴露左肺上叶舌段动脉 A^{4+5}，以切割闭合器钉合处理（见图3-24和图3-25）。

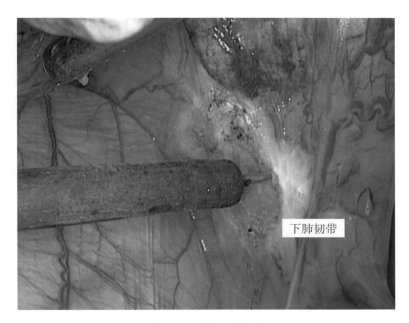

下肺韧带

图3-18　下肺韧带处理

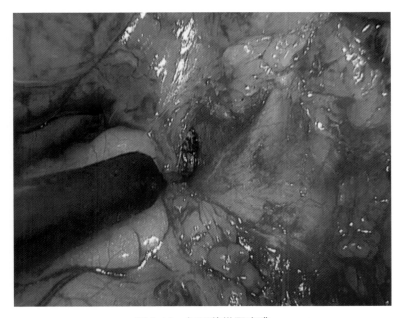

图3-19　打开前纵隔胸膜

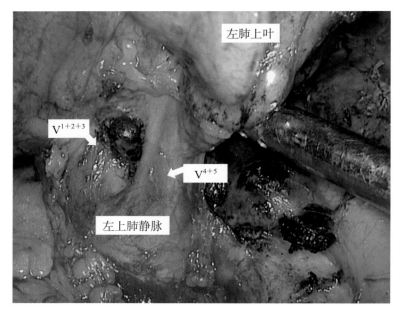

图 3-20　解剖游离左肺上叶舌段静脉 V^{4+5}

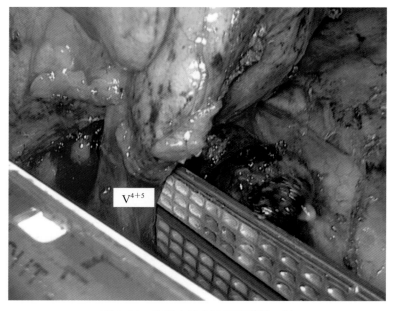

图 3-21　离断左肺上叶舌段静脉 V^{4+5}

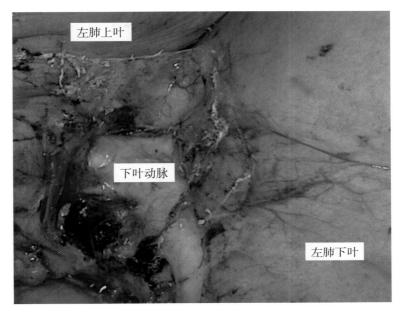

图 3-22　打开叶间裂，暴露肺动脉

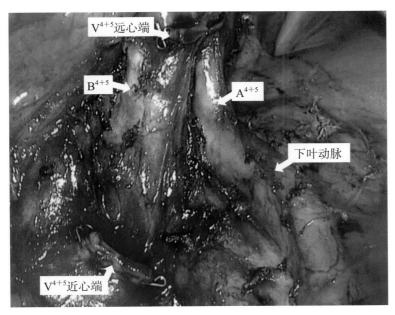

图 3-23　解剖舌段动脉 A^{4+5}及舌段支气管 B^{4+5}

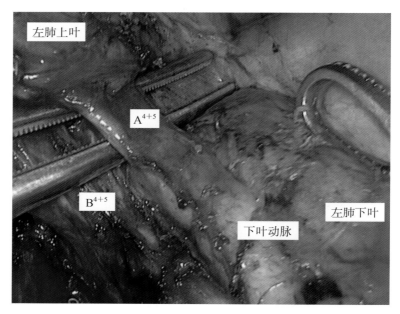

图 3-24　解剖游离舌段动脉 A^{4+5}

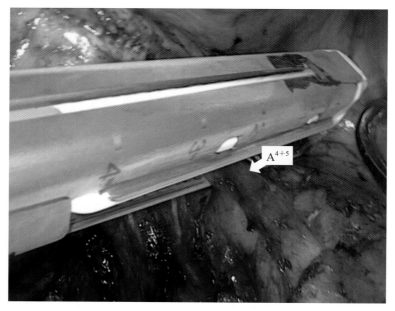

图 3-25　离断舌段动脉 A^{4+5}

3. 舌段支气管 B^{4+5} 处理

在左肺上叶支气管的分叉处解剖分离左肺上叶舌段支气管 B^{4+5} （见图 3-26），以切割闭合器夹闭膨肺，见左肺上叶固有段及左肺下叶膨胀良好，切割闭合左肺上叶舌段支气管 B^{4+5} （见图 3-27）。由于舌段支气管较短，周围空间较小，所以应注意保护舌段支气管后方的前段动脉。

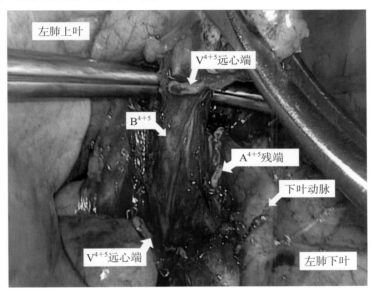

图 3-26　游离舌段支气管 B^{4+5}

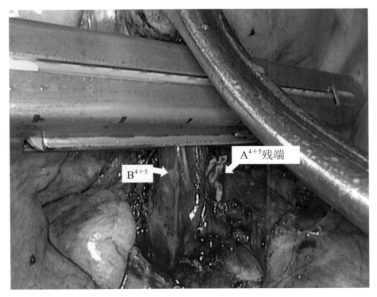

图 3-27　离断舌段支气管 B^{4+5}

4. 段间裂处理

用肺膨胀-萎陷法确认段间平面，用切割闭合器完整切除左肺上叶舌段 S^{4+5}（见图3-28）。

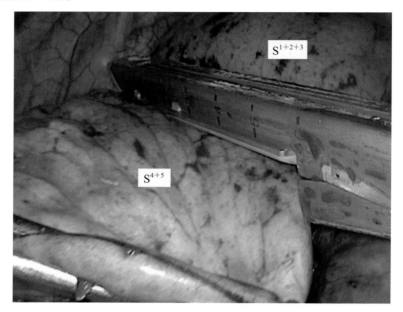

图3-28　段间裂处理

三、左肺下叶背段（S^6）切除

左肺下叶背段切除

左肺下叶背段 S^6 的血管、支气管走行较为清晰，手术难度小，切除成功率高。

1. 背段动脉 A^6 处理

左肺下叶背段 S^6 由背段动脉 A^6 供血，该动脉在肺裂后部从肺动脉后侧面发出。手术可以从解剖分离背段动脉开始（高文，王兴安，2011）。在松解下肺韧带后（见图3-29），向前牵拉左肺下叶，解剖叶间裂及纵隔胸膜，打开后叶间裂（见图3-30），暴露离断左肺下叶背段动脉 A^6（见图3-31和图3-32）。背段动脉有时可有分支供应左肺上叶，操作中应注意分离足够长度的背段动脉，注意辨认。

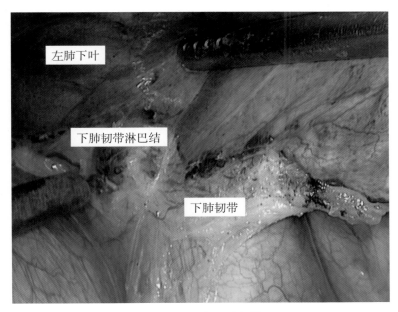

图 3-29　松解下肺韧带

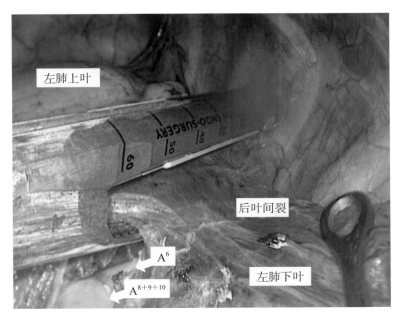

图 3-30　打开后叶间裂

微创肺段手术学

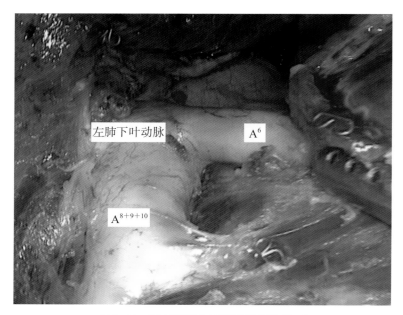

图 3-31　解剖游离左肺下叶背段动脉 A⁶

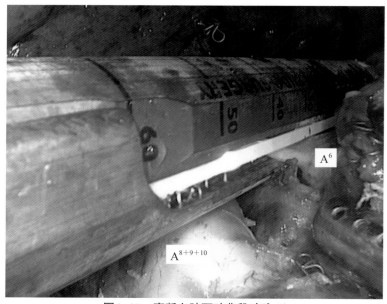

图 3-32　离断左肺下叶背段动脉 A⁶

2. 背段支气管 B^6 处理

背段支气管 B^6 为下叶支气管的第一个分支，位于背段动脉后方。在离断背段动脉后，可进一步解剖游离左肺下叶背段支气管 B^6，膨肺见左肺下叶基底段及左肺上叶膨胀，离断背段支气管 B^6（见图3-33和图3-34）。注意保护基底段支气管。

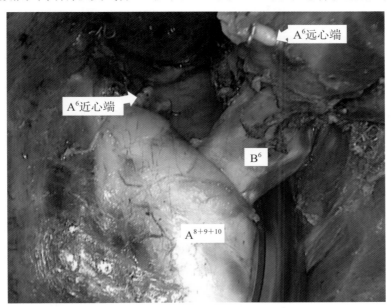

图3-33　解剖游离左肺下叶背段支气管 B^6

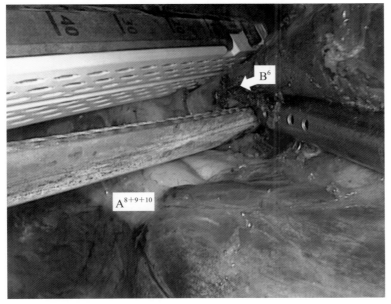

图3-34　离断左肺下叶背段支气管 B^6

3. 背段静脉处理

在肺的后面可以直接看见背段静脉，分离下肺韧带和胸膜反折以后，将手术台向患者前方倾斜，将肺叶向前胸壁牵拉，更好地暴露手术视野。分离暴露左肺下叶静脉，并向远端分离，显露出其最上属支即左肺下叶背段静脉 V^6，予以离断（见图3-35和图3-36）。

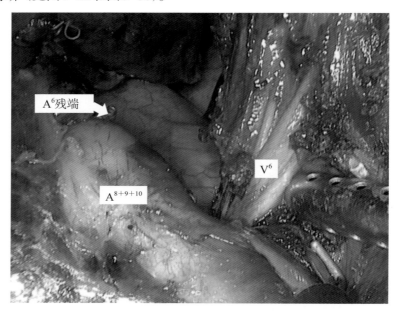

图3-35　解剖游离左肺下叶背段静脉 V^6

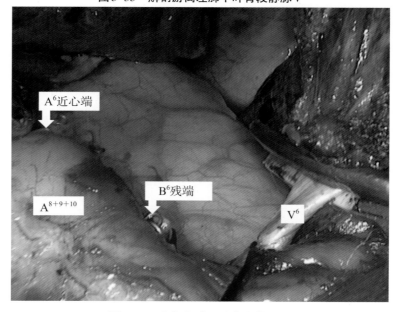

图3-36　离断左肺下叶背段静脉 V^6

4. 段间裂处理

用肺膨胀-萎陷法确认段间平面（见图3-37），并以切割闭合器处理背段与基底段的边界，完整切除左肺下叶背段S^6（见图3-38）。

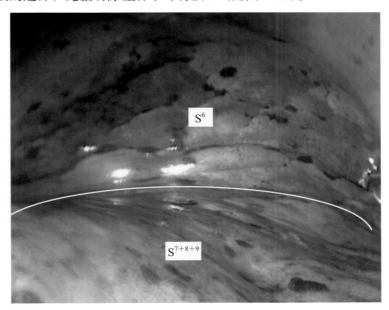

图3-37　用肺膨胀-萎陷法确认段间平面

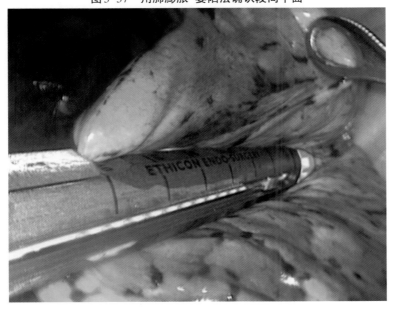

图3-38　切除左肺下叶背段S^6

右肺上叶后
段切除

四、右肺上叶后段（S²）切除

1. 右肺上叶后段静脉解剖

打开肺门上缘纵隔胸膜，于右肺斜裂和水平裂交界处解剖打开叶间裂（见图3-39），显露中心静脉，辨认前段静脉V³、后段静脉V²。V²t走行于叶间胸膜，为V²的属支。离断后，需在V²t起点处继续向深处游离后段静脉主干，显露和辨认V²a＋b及V²c（葛棣，2017；陈晓峰，王邵华，2016），见图3-40和3-41。

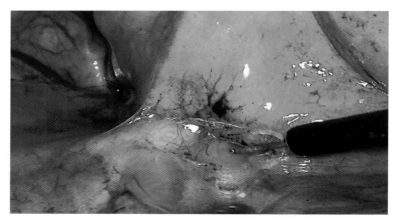

图3-39　打开叶间裂，显露右肺上叶后段血管

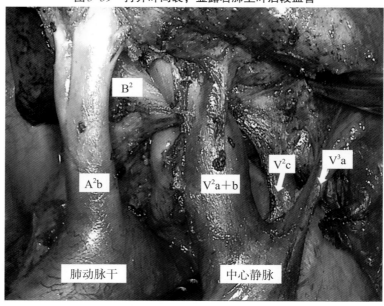

图3-40　右肺上叶后段血管游离解剖（1）

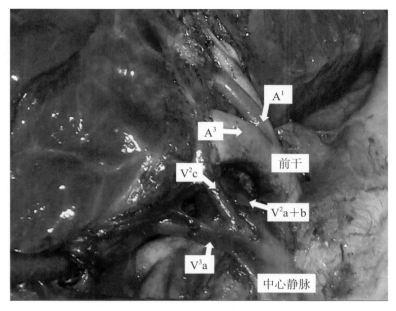

图3-41 右肺上叶后段血管游离解剖（2）

2. 右肺上叶后段动脉解剖

解剖显露出右肺动脉主干，从水平裂和斜裂的交汇处向远端分离，暴露右肺上叶后升支动脉A^2b，以切割闭合器离断A^2b（见图3-42）。

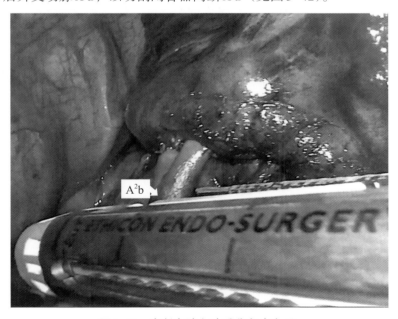

图3-42 离断右肺上叶后升支动脉A^2b

3. 右肺上叶后段支气管 B^2 处理

在右肺上叶后升支动脉 A^{2}b 后方可显露后段支气管 B^2。前段支气管 B^3 位于 V^{2}a＋b 后方。仔细游离右肺上叶后段支气管周围组织，夹闭后段支气管，麻醉医生配合膨肺，见右肺上叶前段及中下叶膨胀后，离断右肺上叶后段支气管 B^3 （见图 3-43 和图 3-44）。术中可配合纤维支气管镜检查确定目标肺段支气管 （葛棣，2017；陈晓峰，王邵华，2016）。

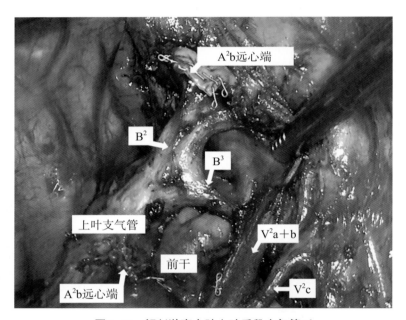

图 3-43　解剖游离右肺上叶后段支气管 B^2

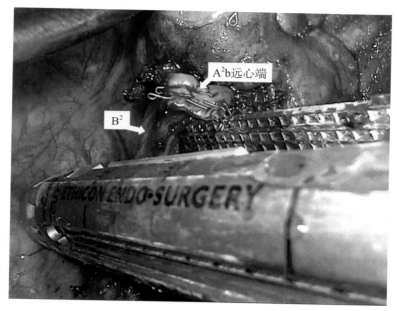

图3-44　离断右肺上叶后段支气管 B^2

4. 右肺上叶后段静脉 V^2b 的处理

继续向远端游离 V^2a+b，显露 V^2b（见图3-45）。V^2b 为后段段内静脉，需要离断（见图3-46）。而 V^2a 和 V^2c 则分别走行于 S^1 和 S^3 肺段平面上，可作为判

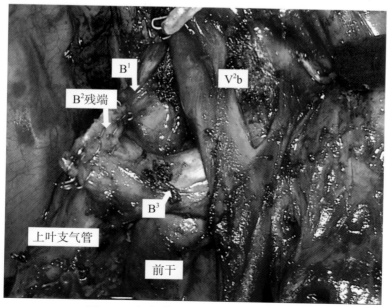

图3-45　解剖游离右肺上叶后段静脉 V^2b

断段间平面的指示，需要保留。在离断右肺上叶后段血管及支气管后，各残端见图 3-47。

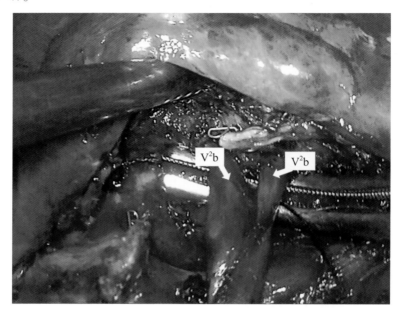

图 3-46　游离离断右肺上叶后段静脉 V^2b

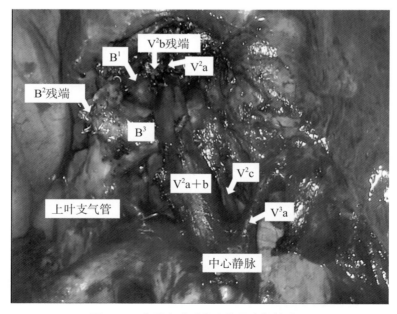

图 3-47　右肺上叶后段血管及支气管残端

5. 右肺上叶后段段间裂处理

用肺膨胀-萎陷法确认段间平面（见图3-48）。V^2a可作为S^1与S^2的分界标志，V^2c可作为S^2与S^3的分界标志。以切割闭合器沿着右肺上叶后段与尖段、前段之间的界限，完整切除右肺上叶后段组织（见图3-49）。切除后残端见图3-50所示。

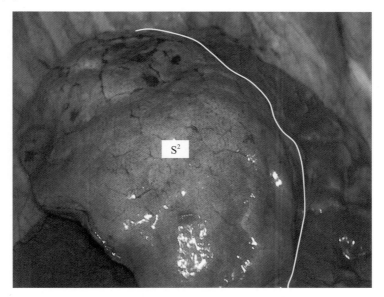

图3-48　用肺膨胀-萎陷法确认S^2段间平面

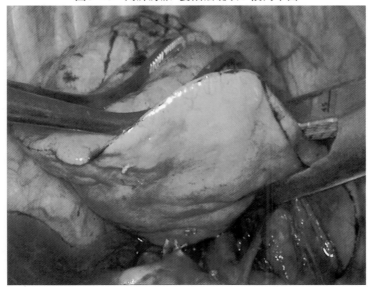

图3-49　完整切除右肺上叶后段

微创肺段手术学

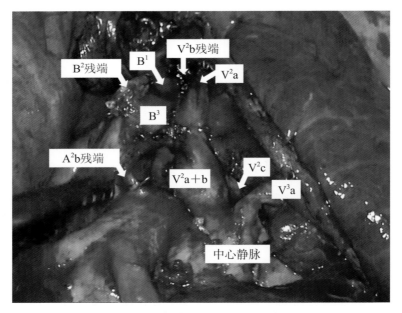

图3-50　右肺上叶后段切除后残端

（汪路明　石　岩）

◇参◇考◇文◇献◇

Gosspt. 胸腔镜肺叶肺段切除术图解[M].高文,王兴安,译.上海:上海科学技术出版社,2011.

陈晓峰,王邵华.单操作孔胸腔镜肺叶肺段切除手术图谱[M].上海:复旦大学出版社,2016.

[日]野守裕明,冈田守人.肺癌解剖性肺段切除图谱[M].葛棣译.天津:天津出版传媒集
团,2017.

第二节　可进一步探索开展的肺段切除术

一、左肺上叶尖后段切除

左肺上叶尖
后段切除

（一）切口选择

观察孔的位置在腋前线第7肋间；前操作孔的位置在腋中线第4肋间；后操作孔的位置在肩胛骨尖端下方第6肋间（Sugarbaker, 2009）。

（二）一般步骤

相比于开放手术，胸腔镜下肺段切除术更具有挑战性，特别是上叶的肺段切除。其不仅肺动脉分支数目变异较多，而且游离血管长度不足，因此难度更甚。术前三维CT重建有助于评估血管的数量（赫捷等，2015；支修益，刘宝东，2014）。从薄层CT和三维重建图像中辨认出尖后段动脉（A^{1+2}）和尖后段支气管（B^{1+2}）。在气管插管后，通过纤维支气管镜进一步确认支气管的分布和管腔大小。

1. 静脉处理

切开纵隔胸膜，依次暴露上肺静脉及其属支、尖前动脉干根部、肺动脉干以及尖后段动脉（A^{1+2}）；上肺静脉分为上、中、下三个属支，注意至少应保留引流舌段的最下支。

2. 动脉处理

切开斜裂胸膜，在斜裂中部和后部解剖、暴露叶间肺动脉干及A^{1+2}，分离、切断A^{1+2}。

3. 支气管处理

提起A^{1+2}远侧残端，向远侧解剖、暴露尖后段支气管（B^{1+2}），并显露前段支气管（B³）。充分游离 B^{1+2} 并试阻断，张肺。观察到尖后段肺组织（S^{1+2}）不张，而前段肺组织（S³）迅速膨胀，表明支气管判断正确，切断 B^{1+2}。张肺至左肺上叶完全膨胀后，单肺通气，至 S^{1+2} 膨胀而 S³、S^{4+5} 未膨胀，两者之间的界限即为 S^{1+2} 与 S³、S^{4+5} 的段间平面。使用切割闭合器沿着此段间平面分界线切开，切除 S^{1+2} 并装入标本袋（或其他隔离袋）后移出。往胸腔内注水、张肺，观察 B^{1+2} 残端及段间平面残端有无漏气，检查余肺段是否复张良好。

（三）注意事项

在切断 A^{1+2} 前，如果存在纵隔型舌段动脉，即舌段动脉部分或全部发自尖前动脉干的第一分支，则经左肺上叶静脉后方、固有段支气管（B^{1+2+3}）根部前方，沿着舌段支气管（B^{4+5}）向舌段肺组织（S^{4+5}）走行，需要仔细辨认，切勿将第二支动脉即（A³）误认为是 A^{1+2} 而切断（陈亮等，2015）。

二、右肺上叶前段切除

右肺上叶前
段切除

（一）切口选择

采用标准切口，主操作口位于上肺静脉的正上方（侧方）。

（二）一般步骤

从薄层 CT 和三维重建图像中辨认出肺段动脉 A³ 和段支气管 B³，在气管插管后，通过纤维支气管镜进一步确认支气管的分布和管腔大小。

1. 静脉处理

打开叶间裂（见图 3-51），在肺门前上方切开纵隔胸膜（见图 3-52），解剖游离右肺上叶静脉及其属支（见图 3-53）、尖前动脉干及其属支。切开水平裂处纵隔胸膜，解剖游离中心静脉（CV），游离并切断前段静脉 V³a、V³b（见图 3-54 和图 3-55）。

2. 动脉处理

解剖游离位于 V^3a、V^3b 远侧残端后方的前段动脉 A^3（见图 3-56）。A^3 通常位于尖段静脉（V^1）后方，两者形成交叉。牵开 V^1，解剖游离尖前动脉干，暴露 A^3 及尖段动脉 A^{1+2} 后，切断 A^3（见图 3-57）。

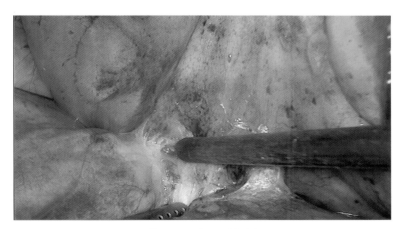

图 3-51　打开叶间裂

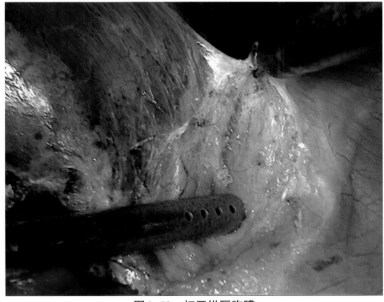

图 3-52　打开纵隔胸膜

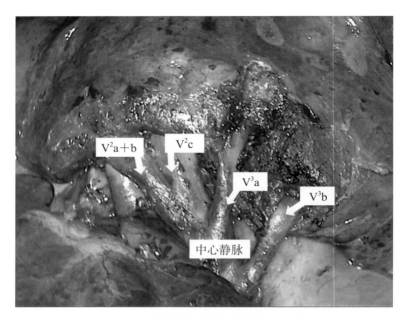

图 3-53　解剖游离右肺上叶静脉 V^3a, V^3b

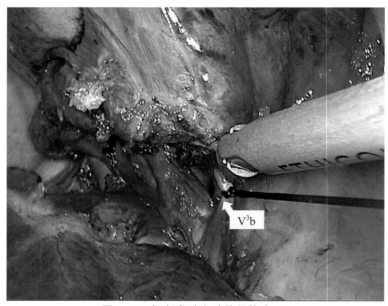

图 3-54　切断右肺上叶前段静脉 V^3b

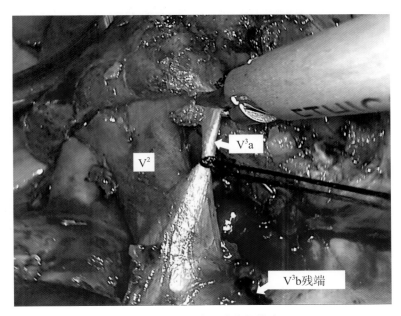

图 3-55　切断右肺上叶前段静脉 V³a

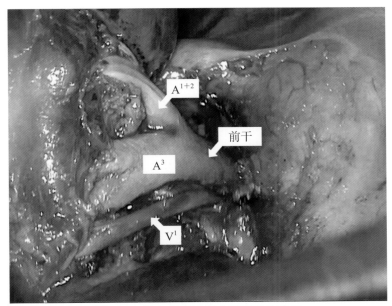

图 3-56　解剖游离右肺上叶前段动脉 A³

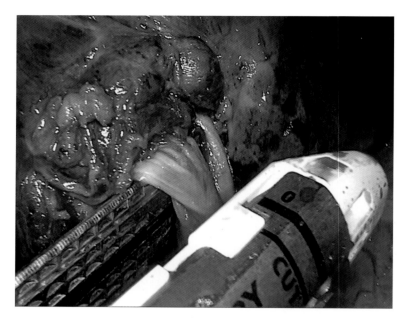

图 3-57　切断右肺上叶前段动脉 A³

3. 支气管处理

牵开 V¹，解剖游离 V³、A³ 远侧残端后方的前段支气管 B³（见图 3-58）。充分游离 B³ 并试阻断，张肺，观察到前段肺组织（S³）不张，而尖段肺组织（S¹）、后段肺组织（S²）膨胀，表明支气管判断正确，切断 B³（见图 3-59）。张肺至右肺上叶完全膨胀后，单肺通气，至 S³ 膨胀而 S¹、S² 未膨胀，两者之间的界限即为 S³ 与 S¹、S² 的段间平面（见图 3-60）。使用切割闭合器沿着此段间平面分界线切开，切除 S³（见图 3-61）并装入标本袋（或其他隔离袋）后移出。往胸腔内注水、张肺，观察 B³ 残端及段间平面残端有无漏气，检查余肺段是否复张良好。

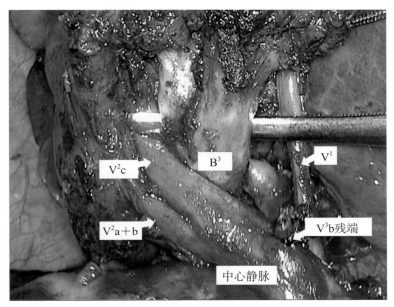

图 3-58　解剖游离右肺上叶前段支气管 B³

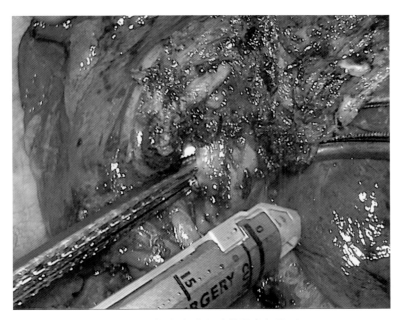

图 3-59　切断右肺上叶前段支气管 B³

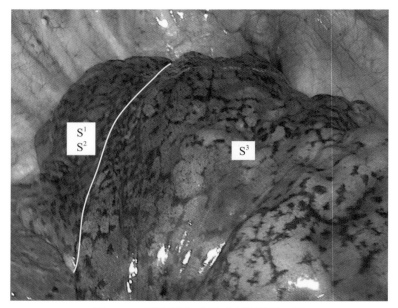

图 3-60 用肺膨胀-萎陷法判断段间平面

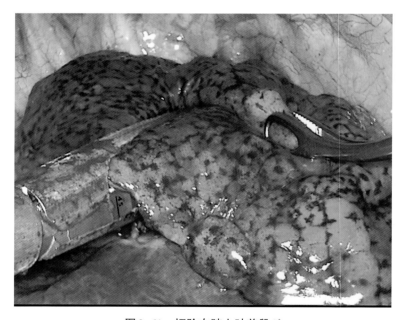

图 3-61 切除右肺上叶前段 S^3

（三）注意事项

如果水平裂发育不好，则可以依次处理 V^3、A^3，切开水平裂，处理 B^3。如果存在右中叶内侧段回流至右上叶静脉的分支，或存在发自中叶动脉的前升动脉，则在切开水平裂时注意勿损伤（陈亮等，2015）。

三、右肺下叶基底段切除

右肺下叶基底段切除

（一）切口选择

采用标准切口。

（二）一般步骤

从薄层CT和三维重建图像中辨认出基底段动脉 $A^{7\sim10}$ 和基底段支气管 $B^{7\sim10}$。在气管插管后，通过纤维支气管镜进一步确认支气管的分布和管腔大小。

1. 静脉处理

依次打开叶间裂（见图3-62），切断下肺韧带（见图3-63），在肺门后方切开纵隔胸膜。向远端游离下肺静脉，其后方可暴露上段静脉 V^6 和基底段静脉 $V^{7\sim10}$。继续游离下肺静脉，解剖暴露 $V^{7\sim10}$ 的分支（见图3-64），切断 $V^{7\sim10}$（见图3-65），注意勿伤及 V^6。

2. 动脉处理

暴露斜裂并切开其前中部，暴露斜裂与水平裂之间的叶间肺动脉干。沿肺动脉干向远端游离，暴露肺动脉干的上段 A^6 和基底段分支 $A^{7\sim10}$（见图3-66），切断 $A^{7\sim10}$（见图3-67）。

3. 支气管处理

提起动脉远侧残端并向后方远端牵拉，解剖、游离上段支气管 B^6 和基底段支气管 $B^{7\sim10}$（见图3-68）。分离并试阻断 $B^{7\sim10}$，注意勿伤及 B^6。张肺，观察到基底段肺组织（$S^{7\sim10}$）不张，而上段组织 S^6 迅速膨胀，表明支气管判断正

微创肺段手术学

确，切断 $B^{7\sim10}$（见图3-69）。张肺至右肺上叶完全膨胀后，单肺通气，至 S^6 膨胀而 $S^{7\sim10}$ 未膨胀，两者之间的界限即为 S^6 与 $S^{7\sim10}$ 的段间平面（见图3-70）。使用切割闭合器沿着此段间平面分界线切开，切除 $S^{7\sim10}$（见图3-71）并装入标本袋（或其他隔离袋）后移出，注意勿伤及 V^6 和 B^6。检查、处理术后残端（见图3-72）。往胸腔内注水、张肺，观察 $B^{7\sim10}$ 残端及段间平面残端有无漏气，检查余肺段是否复张良好。

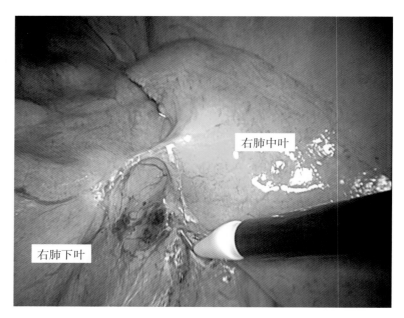

图3-62　打开叶间裂

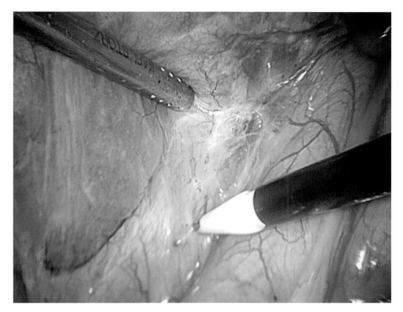

图 3-63 切断下肺韧带

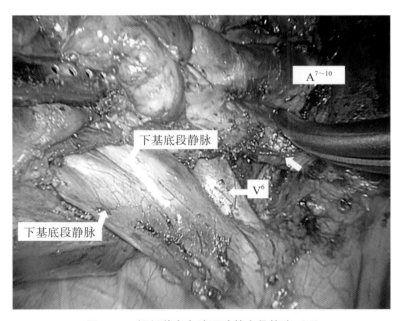

图 3-64 解剖游离右肺下叶基底段静脉 $V^{7\sim10}$

微创肺段手术学

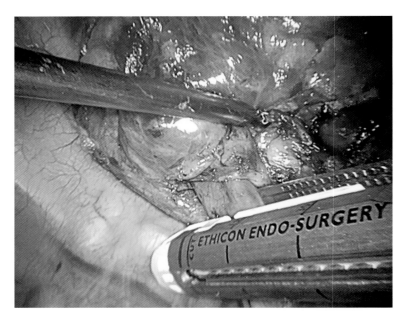

图 3-65　切断右肺下叶基底段静脉 $V^{7\sim10}$

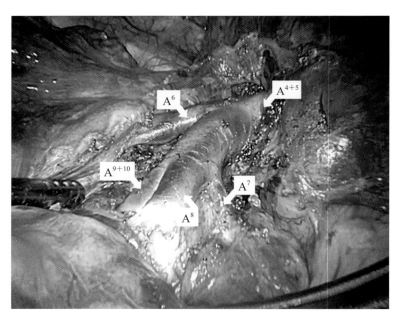

图 3-66　游离右肺下叶基底段动脉 $A^{7\sim10}$

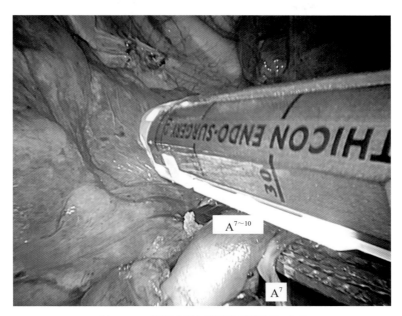

图 3-67　切断右肺下叶基底段动脉 $A^{7\sim10}$

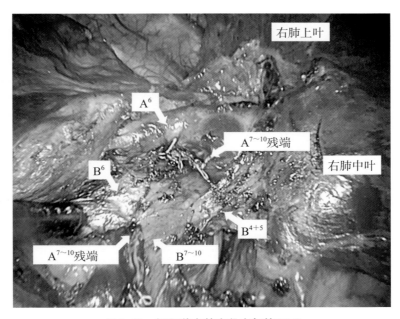

图 3-68　解剖游离基底段支气管 $B^{7\sim10}$

微创肺段手术学

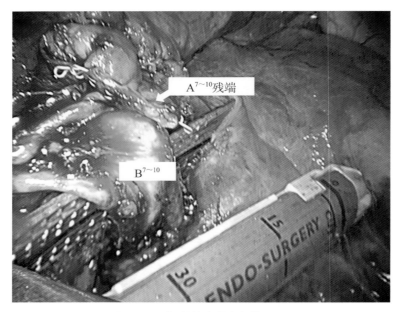

图3-69　切断基底段支气管$B^{7\sim10}$

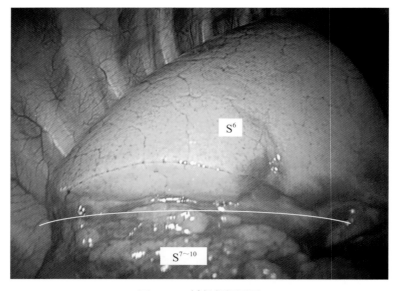

图3-70　判断段间平面

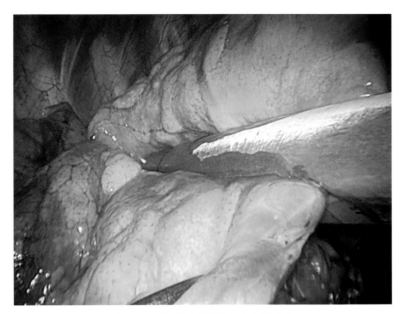

图3-71　切除右肺下叶基底段S$^{7\sim10}$

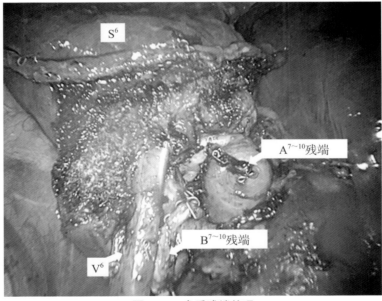

图3-72　术后残端处理

（三）注意事项

如果肺裂发育不好，则可以将肺下叶向上牵引，依次处理 $V^{7\sim10}$、$B^{7\sim10}$ 和 $A^{7\sim10}$。

（张　翀　曹隆想）

◇参◇考◇文◇献◇

McKenna RJ, Mahtabifard Jr., A, Swanson SJ. 微创胸外科手术图谱[M]. 支修益，刘宝东，译. 北京：北京大学出版社，2014.

Sugarbaker. DJ Segmentectomy for Primary Lung Cancer. Adult chest surgery[M]. New York: McGraw-Hill Companies, 2009.

陈亮，朱全，等. 全胸腔镜解剖性肺段切除手术图谱[M].南京：东南大学出版社，2015.

赫捷，Rafael Rosell，终南山，等.肺癌[M].长沙：中南大学出版社，2015.

第三节　谨慎／不宜常规开展的肺段切除术

双下肺肺段的血管(尤其是肺段静脉)变异多于肺上叶，且双下肺肺段组织因受结构位置及膈肌的双重影响，其形态多呈不规则形。基于上述原因，双下肺肺段切除的困难程度高于其他肺段，属于复杂肺段切除。在肺段手术经验不多的中心，不宜常规开展此类手术。与肺上叶肺段切除不同的是，在肺下叶肺段切除时，首先辨认并切断肺段动脉，随后切断伴行的肺段支气管，最后将走向拟切除肺段的静脉切断。肺段的各大结构必须从薄层CT和肺下叶肺段切除术中发现来精确地辨认。有条件的单位可以用专用软件对CT影像资料进行三维重建［本中心采用智能互动定量定性分析（Intelligent/interactive qualitative and quantitative analysis, IQQA）］，显示肺内气管、血管的分布及肺段的形态，并对肺部病灶的切除范围进行精准规划，优化手术流程。

对于双下肺肺段切除，本中心采取单孔胸腔镜手术。除术前的精准定位外，术中根据三维重建示意图，将肺段的三维立体结构降为二维平面结构，包括肺段血管的走行、肺段平面，并简化手术流程。下面我们通过3个典型病例的分享，详细阐释复杂肺段切除术的经验。

一、左下肺前基底段（RS⁸）切除术

右下肺前基底段切除（RS⁸）

从薄层CT及三维重建图像中辨认出肺段的动脉 $A^{7\sim10}$ 及支气管 $B^{7\sim1}$（见图3-73）。在气管插管后，通过纤维支气管镜来进一步辨认 $B^{7\sim10}$ 的分布和管腔大小。第5肋间切口入路通常比较适用于 S^8 段切除。支气管和动脉分支最常见的类型分别为 B^8 和 B^{9+10}，A^8 和 A^{9+10}，见图 3-74～图3-79。

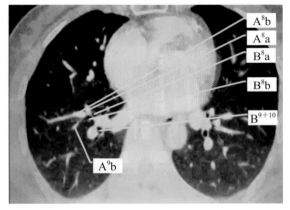

图3-73 肺部薄层CT平扫及增强：辨认各肺段支气管、动脉、静脉的位置，并在CT影像系统上测量叶支气管及各肺段的外径

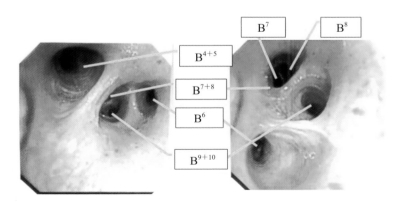

图3-74 纤维支气管镜检查，了解支气管解剖/变异情况

微创肺段手术学

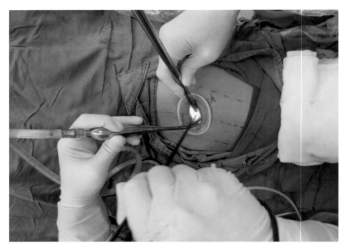

图3-75　单孔胸腔镜手术切除示意：在右侧腋前线第5肋间

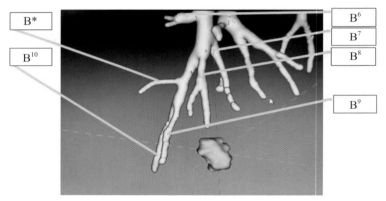

图3-76　IQQA显示病灶与气管的关系

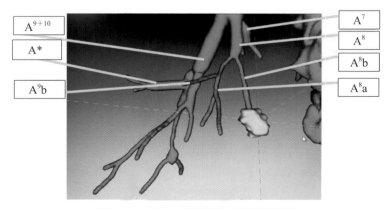

图3-77　IQQA显示病灶与气管的关系

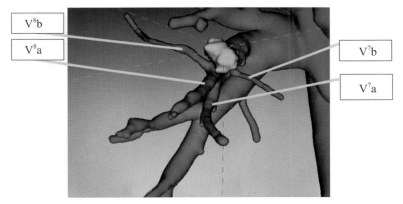

图3-78　IQQA显示病灶与气管的关系

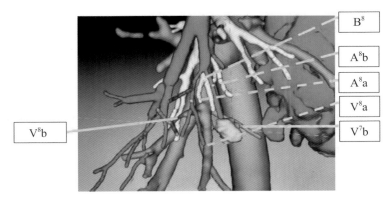

图3-79　IQQA显示病灶与动脉、静脉、气管的关系。其中需要处理
的三大结构为A^8（或A^8a、A^8b），V^8a，B^8。需要保留的段间
静脉为V^8b（S^8b与S^9b之间）、V^7b（S^7b与S^8b之间）

　　打开斜裂胸膜，显露A^6，A^7，A^8，A^{9+10}。在S^8，S^9和S^{10}段切除术中，通常
所有A^6，A^7，A^8，A^{9+10}的分支应该都显露以便确认。有时，A^8a和A^9a分支相当
复杂，比如A^8a分支于A^{9+10}而A^9分支于A^8。为精确辨认，需要将A^8充分往外周
方向游离显露。本例手术根据术前的重建结果，可知需要离断动脉A^8a及
A^8b，而A^9b起源于A^8a，术中需要注意保留。B^8走行于A^8a及A^8b后面。B^8小心
套线，以避免损伤走行于其后的V^8。当B^8不能确认时，将纤维支气管镜插入
B^8，B^9和B^{10}，通过光亮可以帮助识别B^8。切断B^8后，采用膨胀-萎陷法，即嘱
麻醉医生纯氧鼓肺，将所有肺组织充分膨胀，然后单肺通气大约15min，S^8的

微创肺段手术学

段间平面可充分显示（见图3-80）。由于B^8残端闭合，无法正常通气，故气体限制于S^8内。提起B^8远端残端后，将其后侧往外周分离，即可将残端从肺门部移开。牵起远端残端后，即能显示V^8a（S^8a和S^8b之间）走行进入S^8。在切断V^8a后，远端残端可被提得更高。B^8远端残端周围的肺组织在切断V^8a后可被提得更高，使用超声刀沿着V^8b（S^8和S^9之间）和V^7b（S^7和S^8之间）并朝向膨胀-萎陷分界线切开肺组织。本中心段间平面的处理技巧可分成三部分进行。

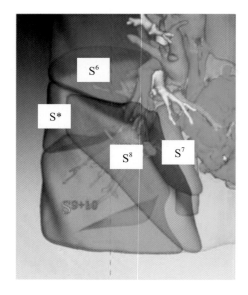

图3-80　通过IQQA的气管流域功能显示右下肺各段的形态及毗邻关系，其中S^8为本次手术的靶肺段

（1）近肺门的段间平面主要以段间静脉为界，提吊支气管远侧残端，以超声刀沿段间静脉分离目标肺段组织（见图3-81）。

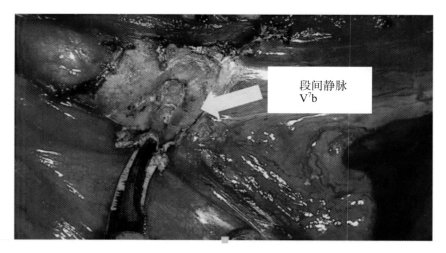

图3-81　以超声刀沿段间静脉V^7b分离肺段组织

（2）较外周的段间平面主要以膨胀-萎陷法形成的界限为准，用超声刀沿段间界限分离（见图3-82）。

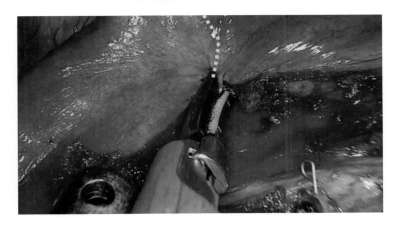

图3-82　用超声刀沿膨胀-萎陷分界线分离肺段组织

（3）最外周的肺组织用切割闭合器处理（见图3-83）。

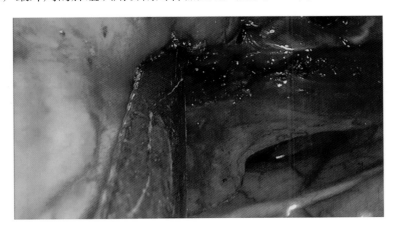

图3-83　用切割闭合器沿膨胀-萎陷分界线切割外围的肺段组织

　　如果切缘足够，则将V^7b和V^8b保留在S^7和S^9上，以保证它们的静脉回流，并且其可作为段间切开水平的标志。从不同角度来切开段间平面，使肺段切除变得容易并且精确。

　　在S^8切除后，V^7b（S^7和S^8之间）和V^8b（S^8和S^9之间）分别显露于S^7和S^9表面（见图3-84）。

　　肺段切除后创面的处理：用可吸收性聚乙醇酸＋纤维蛋白黏合剂（见图3-85）。其优点如下：①纤维蛋白黏合剂属于软性胶水，可渗透至肺创面的间

微创肺段手术学

隙中，预防肺创面漏气，促进肺创面愈合；②软性胶水，不影响肺膨胀；③两者配合可加固肺创面，不容易出现由膨肺引起的肺裂伤。

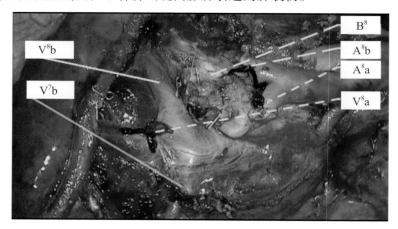

图3-84　RS^{8}肺段切除术后的效果图（A^{8}a，A^{8}b；V^{8}a；B^8）。保留的段间静脉为V^{8}b，V^{7}b

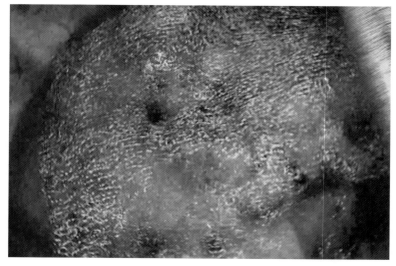

图3-85　RS^{8}肺段切除术后创面的处理：用可吸收性聚乙醇酸＋纤维蛋白黏合剂

二、左下肺外基底段（LS^9）切除术

左下肺外基底段（LS^9）切除

同RS^{8}切除术一样，第5肋间切口入路通常也比较适用于S^{9}段切除（见图3-86～图3-93）。在打开斜裂胸膜，显露叶间肺动脉

后，显露 A^6，A^8，A^{9+10}。肺动脉通常分为 A^8 和 A^{9+10}，其概率约为90%；有时也可分为 A^{8+9} 和 A^{10}，其概率约为8%。显露 A^{9+10} 的外周后，显示 A^9 和 A^{10} 分别进入侧面和背面。A^8a 和 A^9a 分支有时相当复杂，比如 A^8a 有时源于 A^{9+10}，而 A^9 源于 A^8。B^9 可以从其后面看到。在切断 B^9 后，根据走向或者背离拟切除肺段，可以比较容易判断出是 A^9 还是 A^{10} 的分支。V^8 和 V^9 走行于 B^9 的后方，在给 B^9 套线时应该注意到这点，以免造成损伤。对 B^9 和 B^{10} 的鉴别可以依次通过插入纤维支气管镜来进行。在切断 B^9 后，采用膨胀–萎陷法，即嘱麻醉医生纯氧鼓肺，将所有肺组织充分膨胀，然后单肺通气约15min，S^9 的段间平面即可充分显示。由于 B^9 残端闭合，无法正常通气，所以气体限制于 S^9 内。提起 B^9 远端残端，将其后侧往外周分离即可将残端从肺门部移开。牵起 B^9 远端残端后，即能显示 V^9a（S^9a 与 S^9b 之间）走行进入拟切除的 S^9。在切断 V^9a 后，远端残端可被提得更高。用超声刀沿着 V^8b（S^8 与 S^9 之间）和 V^9b（S^9 与 S^{10} 之间）并朝向膨胀–萎陷分界线切开 B^9 远端残端任意一边的肺组织。将 V^8b 和 V^9b 保留在 S^8 和 S^{10} 上，以保证它们的静脉回流，并且其可作为段间切开水平的标志。从不同角度来切开段间平面，使肺段切除变得容易并且精确。

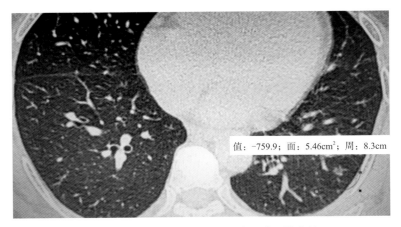

值：–759.9；面：5.46cm²；周：8.3cm

图3-86　肺部薄层CT显示左肺下叶 S^9 的病灶

微创肺段手术学

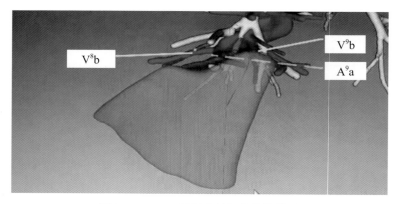

图 3-87　IQQA 显示病灶与静脉的关系

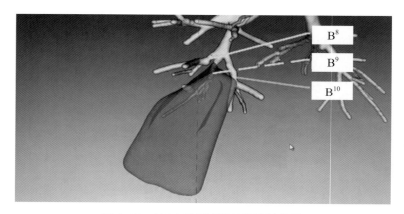

图 3-88　IQQA 显示病灶与气管的关系

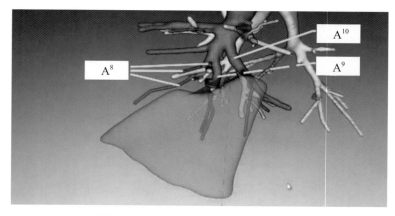

图 3-89　IQQA 显示病灶与动脉的关系

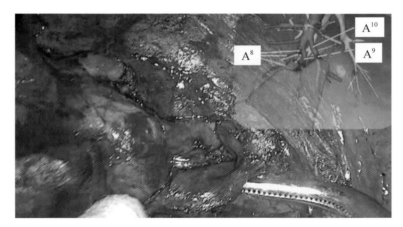

图3-90　以IQQA重建示意图为导航，术中离断 A^9

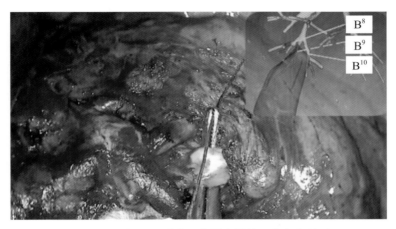

图3-91　以IQQA重建示意图为导航，术中离断 B^9

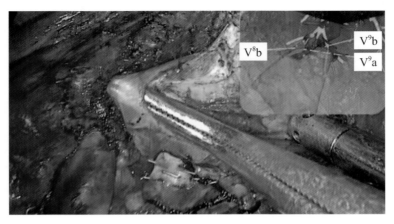

图3-92　以IQQA重建示意图为导航，术中离断 V^9a

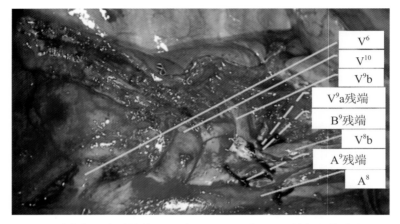

图3-93　LS⁹肺段切除术后的效果图（A⁹，V⁹a，B⁹）；保留的段间静脉为V⁸b、V⁹b

三、左下肺后基底段（LS¹⁰）切除术

左下肺后基底段（LS¹⁰）切除

左下肺后基底段（LS¹⁰）切除术的手术方法同S⁸、S⁹类似，但有一点必须考虑进去，即S¹⁰靠后且不对着叶间裂，常常需要将S⁶与S¹⁰之间的肺组织边界切开才能充分显露S¹⁰的静脉结构。鉴于S⁶和S¹⁰之间并没有什么边界的标志，因此这个操作通常不那么容易。如在本例手术（见图3-94～图3-101）中，在离断A¹⁰后，在其后方显露气管B¹⁰，但其周围被钙化淋巴结包绕，无法有效分离，故先用剪刀将其剪开，剔除淋巴结，并用切割闭合器离断S⁶与S¹⁰之间的肺组织，以助于显露V¹⁰。通常，V¹⁰有a，b，c三个属支，S¹⁰与S⁹之间的段间静脉为V⁹b，故V¹⁰三个属支均可被离断。再用Proline4-0缝合B¹⁰两侧的支气管残端。同样，采用膨胀-萎陷法，即嘱麻醉医生纯氧鼓肺，将所有肺组织充分膨胀，然后单肺通气约15min，S¹⁰的段间平面即可充分显示。由于B¹⁰残端闭合，无法正常通气，所以气体限制于S¹⁰内。提起B¹⁰远端残端，将其后侧往外周分离，即可将残端从肺门部移开。在牵起B⁹远端残端后，即能显示V⁹a（在S⁹a和S⁹b之间）走行进入拟切除的S⁹。在切断V⁹a后，远端残端可被提得更高。用超声刀沿着膨胀-萎陷分界线切开S¹⁰肺组织。从不同角度来切开段间平面，使肺段切除变得容易并且精确。

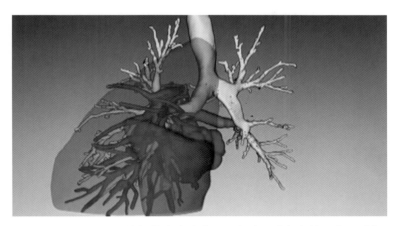

图 3-94 通过 IQQA 的气管流域功能显示左肺下叶各段的形态及毗邻
关系，其中 S^{10} 为本次手术的靶肺段

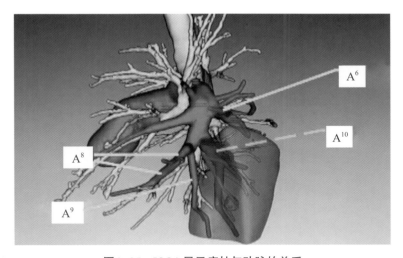

图 3-95 IQQA 显示病灶与动脉的关系

微创肺段手术学

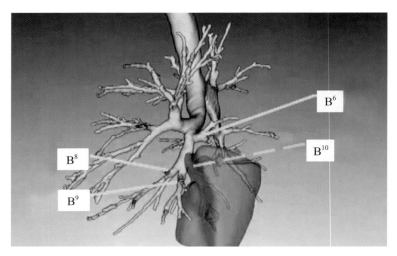

图 3-96　IQQA 显示病灶与气管的关系

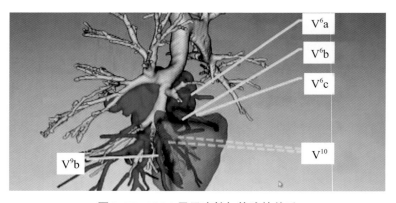

图 3-97　IQQA 显示病灶与静脉的关系

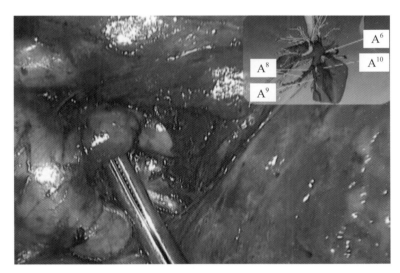

图 3-98 以 IQQA 重建示意图为导航，术中离断 A^{10}

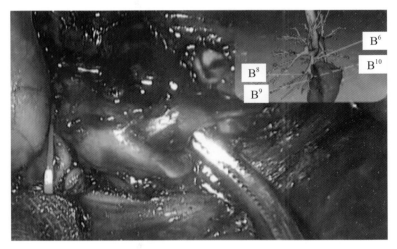

图 3-99 以 IQQA 重建示意图为导航，术中离断 B^{10}

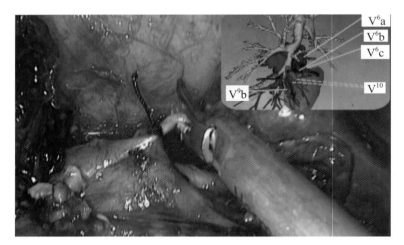

图3-100 以IQQA重建示意图为导航，术中离断V¹⁰

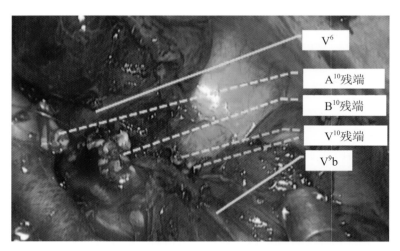

图3-101 LS¹⁰肺段切除术后的效果图（A¹⁰；V¹⁰a，V¹⁰b；B⁵）

（梁明强 林剑锋 徐国兵 郑 斌 郑 炜 陈 椿 徐金明）

第四章 | 微创肺段手术设备与器械

第一节　微创手术技术设备及相关进展

微创手术技术，即微创外科技术（Minimally invasive surgical technology），正逐步替代传统的开放手术。腔镜手术获得成功，是外科领域中的一次重大革命。而机器人手术方兴未艾，是微创手术的未来，使手术进入了精准时代。随着外科手术技术设备的发展和进步，人类的健康水平和生活质量也得到了进一步的提高。

胸腔镜手术在探索中逐步成熟。目前，胸腔镜手术在胸外科手术中所占的比例越来越高。设备的系统化、稳定与完善，使胸外科医生的手术技术向高尖化发展。解剖性肺段切除就是在肺部小结节病灶逐渐被认识、被早期发现的过程中所产生的精准手术方式，其对手术技术的要求更高，对设备技术的要求更精。本章节简要介绍国内外现有的微创手术（胸腔镜手术）、机器人手术的设备状况及未来进展（见图4-1）。

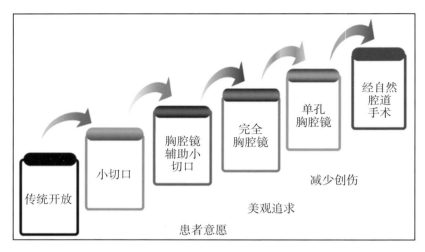

图4-1 微创外科技术进展

注：电视辅助胸腔镜手术（Video-assisted thoracoscopic surgery，VATS）

一、胸腔镜手术仪器与设备

20世纪90年代，随着内窥镜电视技术的发展，电视辅助胸腔镜手术（Video-assisted thoracoscopic surgery，VATS）迅速发展成为一种全新的胸外科技术，胸外科也逐渐进入了微创手术时代。经过近20年的发展，VATS目前已经发展为成熟的胸外科技术，其手术适应证已几乎涵盖胸外科所有疾病。VATS的安全性和有效性已经得到了广泛的认可。并且，与传统开放手术相比，VATS具有手术创伤小、术后恢复快的突出优势。目前，VATS已经成为胸外科手术的主体。

（一）胸腔镜系统设备

胸腔镜系统设备一般由显示器、摄像系统、冷光源、充气机、冲洗系统及电外科系统组成。目前，国内手术室所使用的主要为OLYMPUS胸腔镜系统（见图4-2）及STORS胸腔镜系统（见图4-3）。

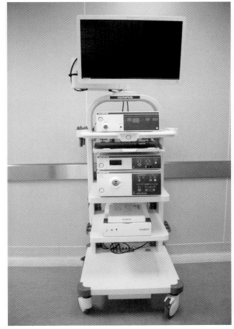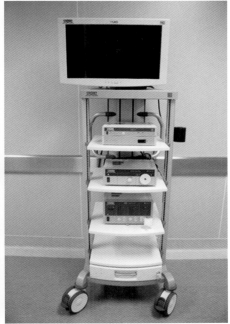

图4-2　OLYMPUS胸腔镜系统　　　　　图4-3　STORS胸腔镜系统

1. 内镜电视摄像系统

内镜电视摄像系统（Mimaturecamera for endoscopic video system）是胸腔镜系统的重要组成部分（见图4-4），主要包括以下几个方面。

（1）监视器：接收摄像头和信号转化器输入的视频信号，术者通过观察图像进行操作。

（2）摄像头：与胸腔镜的目镜连接，将胸腔镜图像以电信号的方式输入到信号转换器。

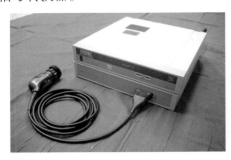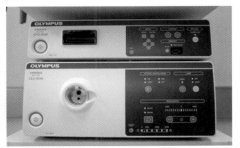

图4-4　内镜电视摄像系统

微创肺段手术学

2. 冷光源系统

冷光源系统（Cold light source system）主要包括冷光源机和冷光源导线，是胸腔镜设备的重要组成部分（见图4-5）。光源性能的质量直接影响图像质量、安全性及竞技性。

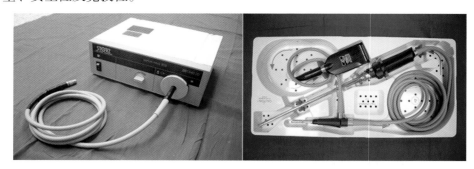

图4-5　冷光源系统

3. 二氧化碳充气泵系统

二氧化碳充气泵系统（Carbon dioxide air compressor system）在胸腔镜手术中很少应用。

4. 冲洗、吸引装置

冲洗、吸引装置（Suction-irrigation instrument）辅助提供清晰的手术视野，在胸腔镜肺段手术中使用循环冲洗。

（二）胸腔镜手术设备进展

1. 3D胸腔镜

电视辅助胸腔镜手术具有损伤小、恢复快等优点，目前已经广泛应用于胸外科领域，并取得了满意的治疗效果。随着手术范围及手术难度的增加，传统胸腔镜手术的局限性也日益显现。胸腔镜显示下的图像为二维平面图像，不能反映立体深度，空间定向存在误差，在完成复杂手术的过程中，可能增加操作失误的风险，提高手术难度（Hanna et al., 2013）。在传统二维胸腔镜技术上逐渐发展起来的3D高清胸腔镜系统在保留传统胸腔镜微创特点的同时，能够还原更为真实的3D立体手术视野，反映解剖深度及层次，提供精确的定位信息，保障手术操作的精细性，提高手术安全性，减少术中不必要的损伤，其在血管及支气管成形等复杂肺外科手术中具有一定的优势（乔文亮等，2015）。

并且，对于手术初学者，3D胸腔镜技术适应更快，学习曲线较传统VATS明显缩短，不需要经过长期特殊训练便能够掌握空间定位技能（尹荣等，2014）。

　　第一代3D胸腔镜利用基于视差理论的头盔式显像技术，但由于头盔式显示器佩戴笨重，图像分辨率低，易引起术者不适感，所以在外科领域发展受限。随着数字高清信号系统和光学技术的快速进展，第二代3D胸腔镜诞生并逐渐应用于临床。3D高清胸腔镜系统（见图4-6）通过两个独立的摄像系统采集不同视角的图像，经主机信号处理后生成3D图像，术者通过偏振3D眼镜，便能够在大脑视觉中枢形成双眼立体图像（何建行，2017）。Yang等（2015）在一项随机对照研究中发现，3D胸腔镜辅助下肺癌根治术的手术时间较传统胸腔镜显著缩短，且手术过程安全，不增加并发症、住院费用。在3D视野下，不仅可以清晰显示肺结节位置及其比邻间的解剖深度，降低对病灶后方正常组织造成损伤的风险，而且凭借解剖景深优势，可以更安全地分离血管及实施淋巴结清扫（乔文亮等，2015）。但第二代3D胸腔镜要求术者佩戴偏振式眼镜，有些术者可能出现头晕等不适，眼镜也容易受雾气等干扰而影响手术视野。

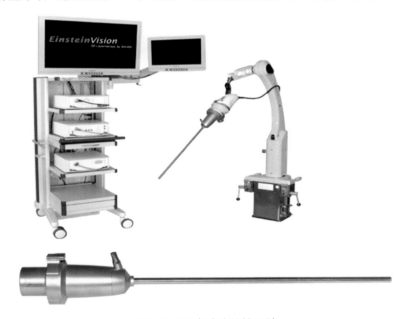

图4-6　3D高清胸腔镜系统

　　第三代3D胸腔镜（见图4-7）技术则实现了裸眼立体显示，即裸眼3D胸腔镜。术者不需偏振眼镜的辅助，在裸眼下即可获得良好的立体视觉显示（何建行等，2017）。目前，虽然裸眼3D手术尚未在临床广泛应用，但其在医疗市场上已经显示出强劲的需求。目前研究报道，裸眼3D胸腔镜在肺癌根治术中具有良好的手术安全性，术中指标及术后指标均与传统胸腔镜相当（Li，2015）。目前，尽管其成像系统尚未完全成熟，但裸眼3D显像技术作为新一代3D技术已表现出巨大的应用前景。

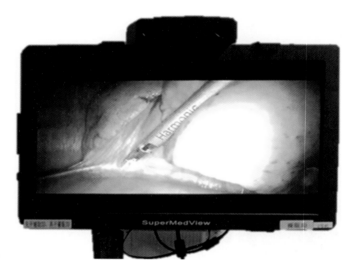

图4-7　SuperMedview裸眼3D胸腔镜系统

2. Microlobectomy

VATS的广泛应用使得微创已经成为胸外科手术不断追求的方向。如何在传统VATS的基础上实现进一步的微创化，是目前胸外科领域的热门话题。单孔VATS和Microlobectomy就是目前胸外科微创手术的新的发展方向，分别代表了减少操作孔数量和减小操作孔直径两种优化策略。目前，单孔VATS已经逐渐开展，并得到了广泛的认可。相比于单孔VATS，Microlobectomy对手术设备提出了更高的要求，但随着手术技术及设备的不断更新，Microlobectomy同样展示出了广阔的应用前景。

Microlobectomy的手术特点如下：①肋间切口小于等于5mm；②12mm剑突下切口用于取出手术切除标本；③手术器械微型化，如5mm胸腔镜镜头

（见图4-8）、5mm切割闭合器（见图4-9）；④通过剑突下切口完成支气管及血管的离断；⑤术中二氧化碳填充（Dunning et al.，2017）。

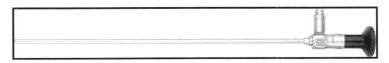

图4-8 5mm 超细胸腔镜

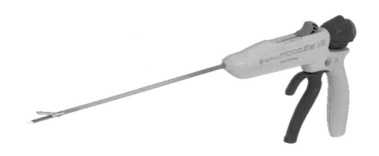

图4-9 5mm Dextera MicroCutter 5/80 切割闭合器

Microlobectomy的主要优势在于通过缩小肋间切口，减少对肋间神经的损伤，而剑突下操作孔的应用则有效地避免了标本取出过程中对肋间肌的过度拉伸，这对减少患者术后肋间疼痛都起到了良好的作用，有利于实现患者术后的快速康复。对于术者，相比于单孔VATS，Microlobectomy的操作习惯与传统VATS更加接近，学习难度大大降低，有利于快速掌握手术操作技术（Dunning et al.，2017）。

二、机器人微创手术设备

胸腔镜手术在胸外科领域已经得到了广泛的应用，开启了胸外科手术的微创化时代。但随着胸腔镜技术进一步向复杂化、精细化发展，胸腔镜技术的缺陷也日益显现。特别是有限的器械操作空间及二维平面的图像系统，已经成为腔镜技术发展的"瓶颈"。为克服腔镜技术的缺陷，外科手术机器人系统以其全新的理念和效果，已经逐渐成为微创外科手术发展的新方向。

（一）达芬奇机器人系统

1999年1月，由Intutive Surgical公司研制的达芬奇机器人系统获得了欧洲市场认证，标志着全球第一个手术机器人系统的诞生（杜祥民，张永寿，2015）。2000年7月，美国食品药品监督管理局（Food and Drug Administration, FDA）批准该系统可以应用于腹腔镜手术。其后，其应用范围逐渐扩展到妇产科、泌尿科、普外科、心外科、胸外科等。2001年3月5日，FDA批准了达芬奇手术机器人系统（The Da Vinci Surgery Robot System）在胸外科的应用。Melfi等（2002）首次报道了机器人辅助下肺叶切除手术。随着具有高分辨率和3D成像功能的二代达芬奇机器人的出现，其手术效果得到了进一步验证，并在其他胸外科疾病手术中得到进一步应用。目前，几乎所有能够在胸腔镜下完成的手术均可以在达芬奇机器人系统下完成（Cerfolio et al., 2011）。国内外的研究报道，机器人肺段切除术具有不亚于胸腔镜肺段切除术的效果，并能更好地促进患者的术后康复（阿布都买拉木·阿布都吾甫尔等，2015）。

目前，国内安装的达芬奇机器人系统有S系统及SI系统两种，它主要由医生操作系统、床旁机械臂系统及3D成像系统三部分组成（见图4-10）。

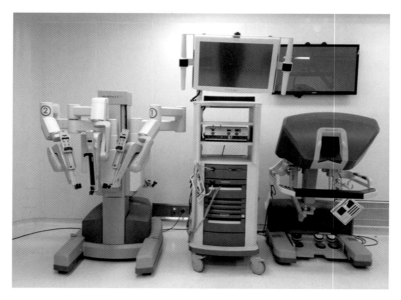

图4-10　达芬奇手术机器人系统

1. 医生操作系统

医生操作系统由计算机系统、监视器、操作手柄及输出设备等组成。术者在控制台前，利用双目内窥镜观察手术区域三维，通过双手动作控制操作手柄指环，从而带动仿真机械臂完成手术操作，双脚则置于控制台脚踏上配合完成电切、电凝等相关操作。

2. 床旁机械臂系统

达芬奇手术机器人系统一般有四个机械臂。其中，两个用于完成术中各种操作，被称为"左臂"和"右臂"。每个工作臂有7个自由度，包括臂关节上下、前后、左右运动与机械手的左右、旋转、开合、末端关节弯曲共7种动作，可做沿垂直轴360°和水平轴270°旋转，且每个关节活动度均＞90°。第三个机械臂为操纵臂，具有牵引和稳定的作用。还有一个为持镜臂，用于术中握持腹腔镜物镜，能够提供稳定的图像，并能够有效地避免传统腔镜手术中因手部抖动而出现的视野不稳定。

3. 3D成像系统

达芬奇手术机器人系统能够提供术野的3D高清影像，能够为术者提供更为真实的视野，以利于显示解剖结构，保障手术安全，提高手术效率。

相较于传统胸腔镜手术，达芬奇手术机器人系统具有显著的优势。

（1）可以突破人眼局限的3D放大高清成像系统。腔镜手术放大3～5倍平面图像，机器人放大10～15倍三维立体图像。

（2）具有可突破人手局限的可旋转器械。人手活动范围只有5个自由度；而机器人手术器械的关节活动有7个自由度，具有比人手活动更加灵活、方便、安全的优势。

（3）有滤除人手自然颤动的功能，保证手术的安全。

（4）在使用达芬奇手术机器人系统进行手术时，术者无须洗手上台，且可以取坐姿进行手术，有利于实施长时间复杂手术。

（5）有双系统的手术操作，双手均有，双极、单极、电切割或电凝程序控制一体化，高智能，操作简单方便，是未来的发展方向。

（6）具有术者与助手可利用触摸进行交流的智能显示屏，并且显示屏可根据术野的出血量自动调节光亮度。

目前，达芬奇机器人系统存在的问题及缺陷如下。

（1）没有力反馈，无触摸感觉。

（2）机械臂所占的活动空间大，有局限性。

（3）目前还没有配套的切割闭合器直接连接机械臂，需要辅助孔。

（二）手术机器人系统进展

1. Ⅺ达芬奇手术机器人系统

Ⅺ达芬奇手术机器人系统（见图4-11）作为新一代手术机器人系统，具备以下优势。

（1）各臂可以互通，每个臂都可以通用，都可以安装各种手术器械及镜头，手术中没有死角。

（2）机械臂设计可以伞形张开，所占空间小。

（3）最大的优势是有与机械臂配套的气管、血管切割闭合器。但力反馈的问题仍有待进一步解决。

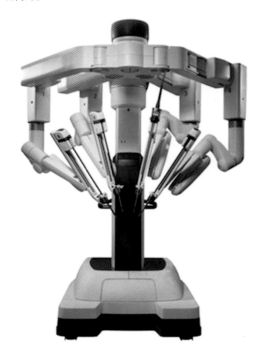

图4-11 Ⅺ达芬奇手术机器人系统

2. 达芬奇单孔机器人系统

Intuitive Surgical 公司研发的达芬奇单孔机器人手术平台（da Vinci single-Site robotic surgery platform，DVSSP）（见图4-12）包含四个独立通道，两个弧形弯曲式套管置入半刚性器械交叉进入体内，通过软件系统实现双手控制视频同侧器械操作，避免了器械之间的碰撞，更加符合人类工程学原理。另有一个镜头孔和辅助孔。助手可同时通过辅助孔置入器械进行操作，使术野暴露更加清楚。目前，DVSSP在泌尿外科、普外科及妇产科手术操作中得到了初步应用，并且安全性及可行性好。

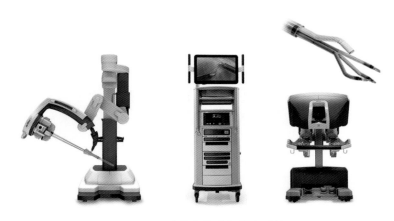

图4-12　达芬奇单孔机器人系统

3. IBIS机器人系统

IBIS机器人系统由日本东京工业大学研发，该系统与达芬奇机器人系统的电力驱动方式不同。IBIS机器人系统采用气动装置，机械臂在触碰物体时可产生力反馈，从而为术者提供更加真实的操作体验。另外，IBIS机器人系统的价格在达芬奇系统价格的1/10～1/3，性价比更高。

IBIS机器人系统还尚未在临床应用，其操作臂小、不能应用器械切割闭合的缺陷还有待进一步改进。

4. "妙手"手术机器人系统（MicroHand）

2005年，由天津大学成功研制了我国首台微创外科手术机器人——"妙手A"手术系统（MicroHand A）。"妙手A"手术系统为主从式微创手术机器人系统，包含主操作端和从操作端两大部分。主操作端由主操作手系统和立体视觉系统组成。主操作手可提供7个自由度，包括3个位置自由度、3个姿态自由度和1个开合自由度。主操作手可通过自身的机械结构实现重力平衡，并在三个移动方向上提供持续反馈力。"妙手A"手术系统的主操作手系统具有体积小、重量轻、结构紧凑、操作灵活等优点。从操作端包括机器人从操作手及手术所必需的外围设备。从操作手主要包括三个操作臂，其中两个操作臂用于操纵手术工具，还有一个操作臂用于夹持内窥镜。从操作手针对显微手术特点进行设计，可完成切割、夹持、缝合与打结等手术操作（龚朱等，2014；王树新等，2006；2011）。2014年，在"妙手A"手术系统的基础上进一步推出了"妙手S"手术系统（MicroHand S），并在国内首次应用于临床，完成了3种不同术式的操作（胃穿孔修补术、胆囊切除术及根治性右半结肠切除术）。术后，5例患者均恢复良好，无手术并发症，首次验证了国产手术机器人临床应用的安全性及有效性。相比于达芬奇手术机器人系统，"妙手"手术系统设计独特、新颖，使得操作更加简便，占用空间更小，医疗成本更低（易波等，2011）。

5. Auris机器人内镜系统

Auris机器人内镜系统（Auris Robotic Endoscopy System, ARES）是由Auris Surgical Robotics公司开发的遥控型手术机器人，致力于完成支气管镜下腔内手术操作。其主要包含4个系统，即床旁交互系统（机器臂推车、机器手臂、内镜系统、电源控制系统、光源摄影系统等）、控制台、外科手术台和支气管镜及附件。机器臂有6个自由度。支气管镜通过与机器臂相连接，引导支气管镜操作。2014年，该系统已经初步开展临床试验，初步测试了该系统的安全性及内镜下病灶活检的有效性，15名受试者均无明显不良反应，9名癌症患者中有8名完成了病灶活检。2016年，ARES获得了FDA的批准（Peters et al., 2018）。

6. Verb Surgical智能手术机器人

Verb Surgical智能手术机器人由谷歌母公司Alphabet生命科学部门Verily与强生公司联手创办，它放弃了远程实施手术的想法，允许手术医生更靠近患者床旁。新型智能化机器人不仅在体积上更小巧，而且在功能上也更具有多变性和延伸性，甚至能够进行整合，实现外科手术床一体化（Peters et al.，2018）。

三、杂交手术设备

需行微创肺段切除手术的患者主要是肺小结节或早期肺癌患者。目前，手术中存在的主要问题是病灶定位。病灶越小、病变实性成分比例越低、距离肺表面越远，定位准确率越低（刘德若等，2016）。随着新技术和新设备的发展，新的术前术中定位及淋巴结示踪等杂交手术技术也显示出了巨大的发展潜力。

（一）电磁导航定位系统

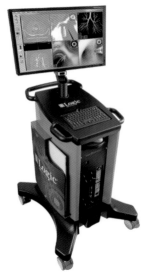

2005年，电磁导航支气管镜（Electromagnetic navigation bronchoscopy，ENB）技术在美国首次应用于临床，为肺外周小结节的精确定位带来了新的突破。ENB技术利用导管前端传感器，向放置于患者胸部的3个磁极和患者身下的电磁定位板发射信号，利用电磁传感器，结合计算机虚拟支气管镜与高分辨率螺旋CT，能够实现肺外周结节的精确导航定位（见图4-13）。Folch等（2016）报道ENB技术的诊断率为38.5%～94.0%。电磁导航及模拟覆盖是未来手术中定位的趋势，具有广阔的临床应用前景。

图4-13 电磁导航支气管镜系统

（二）自体荧光支气管镜技术

自体荧光支气管镜（Autofluorescence bronchoscopy，AFB）是利用细胞自体性荧光和电脑图像分析技术开发的一种新型电子支气管镜（见图4-14），可显著提高气管镜对肺癌及癌前病变早期诊断的敏感性。在蓝色激光的照射下，正常组织区域呈现绿色，而不典型增生、原位癌则表现为棕色或红棕色。进一步借助电脑图像处理，可明确病变部位以及范围（张业等，2015）。目前，开

微创肺段手术学

发设计成熟的 AFB 系统主要有加拿大 LIFE 系统、日本 SAFE 系统、德国 D-Light Storz 系统及日本 Olympus AFI 系统等。

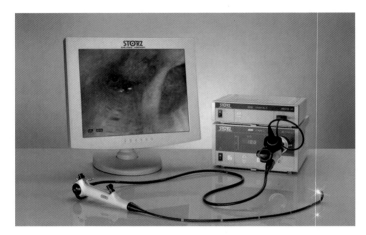

图 4-14　Storz 自体荧光支气管镜

（三）3D 打印技术

3D 打印技术是一种快速成形技术，即以计算机三维重建模型数据为基础，应用粉末状金属或塑料等可黏合材料，通过逐层打印的方式来构造物体。经过 30 年的发展，3D 打印技术已经取得了长足的进步，在多个领域得到了广泛的应用。尤其在医疗领域，其已经成为新的创新热点。随着技术设备的不断发展，3D 打印技术已经在医学教学、疾病诊断、人工组织及器官制作上得到了初步的应用。在胸外科领域，3D 打印技术在术前手术方案设计、术中引导等方面具有广阔的应用前景。3D 打印技术的应用更加体现了胸外科个体化、精准化治疗的趋势。

日本学者 Akiba 等于 2014 年首次报道了应用 3D 打印技术于术前制作患者支气管、动脉及静脉模型，明确支气管、血管的变异情况及解剖层次结构，并在此指导下顺利进行了多次肺叶及肺段切除（Akiba et al.，2014；Nakada et al.，2014）。国内也报道了利用 3D 打印技术成功进行复杂肺门肿瘤的精准切除。应用 3D 打印技术所制作的肺部模型，可还原 95% 以上的血管，并准确定位病灶位置（李剑锋等，2017）。在胸外科，特别是在肺段切除及复杂肿瘤切除中，这能够帮助术者于术前发现支气管、血管畸形或变异，利于术中对解剖结构的辨认，从而精准切除病灶，降低术中出血及损伤的风险，保证手术安全（卢笛，蔡开灿，2017）。另外，通过3D打印技术构建患者肺部三维立体模型，可以对每一位患者实现个体化、精准化的手术方案，从而提高手术效率，加速患者术后恢复。

3D打印技术结合生物材料在气管替代、食管替代、胸壁成形等方面也具有广阔的应用前景。

（四）快速现场评价技术

随着介入与微创技术的发展，针吸细胞学（Fine needle aspiration, FNA）、超声内镜下经支气管镜针吸活检（Endoscopic ultrasonography-transbronchial needlle aspiration, EBUS-TBNA）、电磁导航技术等大大扩大了常规内窥镜的检查范围，也使得如何快速判断靶标本是否获得以及所得靶标本是否足够或合适，成为进一步提高诊断效率的关键问题。快速现场评价（Rapid on site evaluation，ROSE）技术是实时伴随于取材过程的一项快速细胞学判读技术。在靶部位取材时，在基本不损失组织标本的前提下，将部分取材印涂于玻片，制成细胞学片基，迅速染色，并以专用显微镜综合临床信息立即判读。作为一种细胞学载体，ROSE具备相应功能，包括：评价取材满意度，实时指导介入操作手段与方式，形成初步诊断或缩小鉴别诊断范围，优化靶部位标本进一步处理方案，结合全部临床信息与细胞学背景进行病情分析与转归预判等。ROSE技术在支气管镜介入、经皮穿刺、TBNA及外科手术等多个领域已经得到了一定的认可。ROSE＋细胞病理学的诊断准确率不逊于组织病理学，并且具有快速指导取样和预判、创伤小、并发症少及简单易行的优势（周莹艳，吴宏成，2016；国家卫计委海峡两岸医药卫生交流协会呼吸病学专业委员会等，2017）。

（五）淋巴结示踪技术

前哨淋巴结(Sentinel lymph node, SLN)是指首先接受原发肿瘤淋巴引流的一个或多个散在淋巴结。前哨淋巴结的组织病理状态可代表整个区域淋巴结的状态。SLN的价值在于能够发现最有可能转移的淋巴结，缩小非治疗作用的淋巴结清扫范围，从而减少手术并发症的发生。术中前哨淋巴结示踪对肺癌的精准治疗具有重要的意义。

1. 染色法

染色法是指利用淋巴结对各种色素（如亚甲蓝、异硫蓝、专利蓝、舒泛蓝、靛青绿、纳米活性炭等）的亲和性来判定前哨淋巴结。其优点在于价格相对低廉，容易获得，操作简便易行，无须复杂的仪器和昂贵的试剂，目前临床应用较多。该方法的主要缺点是染色后碳素沉着，淋巴结较难区分。其操作方法为取染料于肿瘤边缘即瘤周3、6、9、12点注药，也可同时于肺门侧肿瘤边缘注药，每点注药剂量为1mL，注射后15～20min即可寻找被染色的前哨淋巴结（郝少雨等，2011）。

2. 放射性核素法

放射性核素法是利用放射性同位素标记微粒子乳液（如 ^{99}Tcm-硫胶体、^{99}Tcm-锡硫胶体、^{99}Tcm-人血白蛋白等），于术前应用照相技术或术中应用伽马探测仪的显像方法。其特异性、显像性及阳性率均高于染色法，但缺点在于示踪剂价格相对较贵，且需辅助仪器协助判断。其操作方法为经探查确认并显露肿瘤病灶后，将示踪剂分别等量注射于肿瘤边缘各点，注射剂量根据所选药液不同而不等（0.5～2.0mL），需等待数分钟至数小时后，应用射线探测扫描仪进行放射活性计数扫描，活性计数高于本底3倍者被认为是前哨淋巴结（郝少雨等，2011）。

3. 磁性示踪剂法

磁性示踪剂法是在肿瘤周围注射磁性示踪剂（如铁羧葡胺、菲立磁等），取敏感性较高的移动式磁力仪检测磁力，从而区分前哨淋巴结的方法。以往，此方法多用于根治术后的体外淋巴结检测。随着医疗器械设计技术的发展，出现了手持便携式、可消毒的磁力仪并已应用于临床，目前已实现体内术中行前哨淋巴结检测（郝少雨等，2011）。

4. 淋巴结巡航定位系统

淋巴结巡航定位系统已被应用于头颈部鳞癌及乳腺癌术中前哨淋巴结的检测。淋巴结巡航定位系统的探头有出色的灵敏度和能量解析率，且内置的校正器可以确定探头的可测范围。其内置能量阈值设定可以消除在测量过程中其他不需要的不同同位素所产生的背景干扰信号（郝少雨等，2011）。

5. 荧光示踪剂法

荧光示踪剂法是指荧光示踪剂通过内皮间隙迅速进入淋巴系统或经淋巴系统的内皮细胞被吞噬，其在前哨淋巴结停留的时间较长，利用伍德灯观察荧光信号。最早出现荧光的淋巴结即为前哨淋巴结。目前，多将本法与染色法相结合使用（郝少雨等，2011）。

（六）支气管介入设备

硬质支气管镜可作为介入通道，使纤维支气管镜及其他器械进入气道内，经纤维支气管镜进行观察定位，在直视下完成支架释放、射频消融及冷冻电切等操作。硬质支气管镜除了能够起到保护声门等上气道结构及保持气道通畅外，在操作端还有侧孔与呼吸机相连，因此可在全麻下完成操作，减少患者不适。另外，硬质支气管镜在处理复杂气道疾病方面与纤维支气管镜有良好的互补作用（张杰，2017）。

（七）胸外科杂交手术室

影像引导下胸腔镜手术（Image-guided thoracic surgery, iVATS）通过术中介入影像引导，可实现对肺结节的准确定位，特别对体积较小的毛玻璃结节具有重要的意义，从而能够实现病灶的精准切除。胸外科杂交手术室的建立可以更好地提高iVATS的效率及准确性。移动式的CT、支气管镜及电磁导航技术已经初步在VATS中得到应用，专业化的胸外科杂交手术室目前也显现出巨大的发展前景。由多伦多综合医院建立的引导治疗学杂交手术室是首个成熟的胸外科专业化杂交手术室，手术室面积达到标准手术间的3倍，配备有双能CT、锥形束CT、EBUS、近红外荧光成像系统及导航系统（Zhao et al.，2016；Ujiie et al.，2017）。

（刘建阳　石　岩）

◇参◇考◇文◇献◇

Akiba T, Inagaki T, Nakada T. Three-dimensional printing model of anomalous bronchi before surgery[J]. Ann Thorac Cardiovasc Surg, 2014, 20: 659-662.

Akiba T, Nakada T, Inagaki T. Three-dimensional pulmonary model using rapid-prototyping in patient with lung cancer requiring segmentectomy[J]. Ann Thorac Cardiovasc Surg, 2014, 20: 490-492.

Cerfolio RJ, Bryant AS, Minnich DJ. Starting a robotic program in general thoracic surgery: why, how, and lessons learned[J]. Ann Thome Surg, 2011, 91: 1729-1736.

Dunning J, Elsaegh M, Nardini M, et al. Microlobectomy: a novel form of endoscopic lobectomy [J]. Innovations, 2017, 12: 247-253.

Folch EE, Bowling MR, Gildea TR, et al. Design of a prospective, multicenter, global, cohort study of electromagnetic navigation bronchoscopy[J]. BMC Pulm Med, 2016, 16: 60-70.

Hanna JM, Berry MF, D'Amico TA. Contraindications of video-assisted thoracoscopic surgical lobectomy and determinants of conversion to open[J]. J Thorac Dis, 2013, 5: S182-S189.

Li M. The world's first radical resection for lung cancer using glasses-free 3D thoracoscope was completed in Guangzhou[J]. J Thorac Dis, 2015, 7: E384-E385.

Melfi FM, Menconi GF, Mariani AM, et al. Early experience with robotic technology for thoracoscopic surgery[J]. Eur J Cardiothorac Surg, 2002, 21: 864-868.

Morelli L, Guadagni S, Di Franco G, et al. Da Vinci single site© surgical platform in clinical practice: a systematic review[J]. Int J Med Robotics Comput Assist Surg, 2016, 12: 724-734.

Nakada T, Akiba T, Inagaki T, et al. Thoracoscopic anatomical subsegmentectomy of the right S^2b + S^3 using a 3D printing model with rapid prototyping[J]. Interact Cardiovasc Thorac Surg, 2014, 19: 696-698.

Peters BS, Armijo PR, Krause C, et al. Review of emerging surgical robotic technology[J]. Surg Endosc, 2018, 32: 1-20.

Ujiie H, Effat A, Yasufuku K. Image-guided thoracic surgery in the hybrid operation room[J]. J Vis Surg, 2017, 3: 148-153.

Yang C, Mo L, Ma Y, et al. A comparative analysis of lung cancer patients treated with lobectomy via three-dimensional video-assisted thoracoscopic surgery versus two-dimensional resection [J]. J Thorac Dis, 2015, 7: 1798-1805.

Zhao ZR, Lau RW, Ng CS. Hybrid theatre and alternative localization techniques in conventional and single-port video-assisted thoracoscopic surgery[J]. J Thorac Dis, 2016, 8: S319-S327.

阿布都买拉木·阿布都吾甫尔，包飞潮，袁小帅，等.达芬奇机器人与胸腔镜下肺段切除术的病例对照研究[J].中国胸心血管外科临床杂志, 2015, 22: 901-905.

杜祥民，张永寿.达芬奇机器人系统介绍及应用进展[J].中国医学装备, 2015, 8: 60-63.

龚朱，杨爱华，赵惠康.外科手术机器人发展及其应用[J].中国医学教育技术, 2014, 3: 273-277.

国家卫计委海峡两岸医药卫生交流协会呼吸病学专业委员会，中华医学会结核病学分会呼吸内镜专业委员会，中国医师协会儿科学分会内镜专业委员会，等.诊断性介入肺脏病学快速现场评价临床实施指南[J].天津医药, 2017, 4: 441-448.

郝少雨，宋平平，刘希斌，等.前哨淋巴结检测在非小细胞肺癌纵隔淋巴结清扫方式中的应用现状[J].国际肿瘤学杂志, 2011, 11: 845-848.

何建行.裸眼3D显示系统在腔镜手术中的应用[J].实用医学杂志, 2017, 33: 1537-1539.

李剑锋，任卫东，史宏灿.3D打印技术在胸外科中的应用进展[J].国际生物医学工程杂志, 2017, 40: 486-489.

刘德若，张真榕.筛查发现的小体积非小细胞肺癌治疗相关的问题探讨——术中定位、切除范围、淋巴结清扫[J].中国肺癌杂志, 2016, 19: 347-350.

卢笛，蔡开灿.3D打印技术在胸外科领域中的应用进展[J].实用医学杂志, 2017, 33: 1901-1903.

乔文亮，周建华，刘法兵，等.3D胸腔镜系统在胸部微创手术中的初步应用[J].中国癌症杂志，2015, 25: 305-310.

王东，刘竞.机器人辅助腹腔镜新技术进展[J].微创泌尿外科杂志，2017，6: 4-7.

王树新，丁杰男，贠今天，等.显微外科手术机器人——"妙手"系统的研究[J].机器人, 2006, (2): 130-135.

王树新，王晓菲，张建勋，等.辅助腹腔微创手术的新型机器人"妙手A"[J].机器人技术与应用，2011, 4: 17-21.

易波，蒋娟，宋智，等.国产妙手S手术机器人首次临床应用经验[J].中华普通外科杂志, 2016, 6: 512-513.

尹荣，许林，黄兴，等.3D高清胸腔镜在肺外科手术中的应用[J].中华胸心血管外科杂志, 2014, 30: 490.

张杰.硬质支气管镜的复兴与应用[J].中华结核和呼吸杂志, 2017, 6: 403-405.

张业，颜晶晶，石芳，等.自体荧光支气管镜临床应用新进展[J].国际呼吸杂志，2015, 5: 392-395.

周莹艳，吴宏成.快速现场细胞学评价在呼吸病学的应用[J].中国医师进修杂志，2016, 9: 861-864.

第二节　微创手术设备和器械的维护及保养

　　微创手术设备是融现代电子、光学、器械等多种要素为一体的精密仪器，医生借助监视屏幕上的图像在密闭的体腔内进行精细操作，可以顺利完成手术，并可降低手术并发症。微创普胸外科手术的飞速发展，除依靠术者的技术水平外，在很大程度上也依赖于手术设备及器械的质量和性能。但微创设备精密，价格昂贵，维修难度大，费用高。对设备、器械的科学管理、正确使用及良好保养，不仅有利于手术的顺利完成，而且能延长设备寿命，降低损耗，更是手术室质量管理的重要组成部分。

　　微创普胸外科手术所需要的器械设备大体可以分成两大部分，即胸腔镜成像系统和达芬奇机器人系统（见图4-15）。

　　电视辅助胸腔镜手术（Video-assisted thoracoscopic surgery, VATS）于20世纪90年代问世。较传统开放手术而言，其具有创伤小、术后恢复快、视野暴露充分等优势，被越来越多的胸外科医师所接受，在胸外科领域得到了广泛应用。而自应用于临床数十年来，胸腔镜微创设备也历经了许多改进与革新，从标清、高清走向全高清，从二维成像走进三维成像，光亮度更强，分辨率更高，动态图像更加稳定，成像更加清晰，色彩还原也更为真实，为精细操作的完成提供了更多便利，也为手术的安全开展提供了更大的保障。

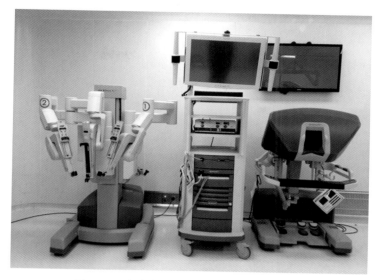

图4-15 高清晰三维成像达芬奇机器人系统

一、胸腔镜常用设备及其维护和管理

（一）胸腔镜系统的组成

胸腔镜系统由监视器（Monitor）、摄像系统（Camera System）和冷光源系统（Cold Light Source System）组成。摄像系统由摄像主机和摄像头两部分组成。冷光源系统主要用于手术视野的照明，由光导纤维（Optical fiber）和冷光源组成。此外，还需配备高频电刀（High frequency Electric knife）及超声刀（Ultrasonic knife）。

（二）设备的使用维护

1. 摄像系统的使用维护

注意轻拿稳放，保证摄像系统不跌落或被碰撞。建议用无菌护套保护摄像头，以延长摄像头的使用寿命。摄像头的插入和拔出均应在关机后进行，以免当再次使用时，瞬间电流过大而损坏摄像头。

2. 冷光源系统的使用维护

在使用冷光源的过程中，不要把光源输出调得过大，以免烧坏光纤和镜头。对于新购置的光源，亮度调节幅度尽量不要超过30%。此外，要将光纤盘成半圆状握在手中，不可过度弯曲；在使用结束后，应将光纤盘成大圆圈存放。冷光源的使用还要做到在术前最晚打开，术中不用时将亮度调到最低，术后最早关闭。

3. 高频电刀的使用维护

高频电刀的使用维护重点是防止患者灼伤。在使用前，宜将负极板粘贴在靠近手术部位、肌肉丰富、毛发少的地方，同时避免患者的身体与金属接触；使用时，调节到适宜的输出功率；手术完成后，常规检查患者皮肤有无受损，如有异常则及时处理。

4. 超声刀的使用维护

超声刀的主机无须特殊维护，只需用软布浸沾少许中性洗涤液或温水擦拭表面即可。在擦拭前，一定要关闭电源，拔下电源线。此外，还需要注意以下几点。①在工作状态下，超声刀主机安放位置与高频电刀要保持1m以上的距离，以减少主机干扰或者报警；②背面网格状风口处不要有物品遮挡，以免散热不良而造成主板损坏；③液晶显示屏应避免被坚硬物磨刮，以免损坏；④而在超声刀使用过程中，刀头激发时避免触碰硬物(金属、骨组织等)，尽量减少空激发的情况；⑤术中，每隔10~15分钟要清洗钳口并适度降温，可以用湿纱布擦拭，也可以在水中张开钳口激发，但不能触碰盆壁或其他坚硬物体；⑥手柄也要轻拿轻放，注意保护手柄螺纹，不用时请套好保护帽。

5. 达芬奇机器人系统的使用维护

达芬奇机器人系统的安装和维修工作必须由Intuitive Surgical公司的专业人员完成。在每次使用前都要检查线缆、高频电刀和器械有无绝缘损坏，功能是否正常。术中不得用另一器械来清洁器械头。如果器械头需要清洁，则应取下器械套管并轻轻地清洁器械头。患者手术平台应始终插接电源，以确保后备电池始终充满电。达芬奇机器人系统的线缆主体是一条光纤核心部件，应尽量避免线缆弯折，其最小安全弯折半径为1英寸(2.54cm)。系统一旦连接完成并通电，则在系统彻底停机前禁止拔下系统线缆。在不使用摄像机线缆时，要使其两端都保持连接状态，这样可以保护连接器和插口不受污染。摄像头需要存放在定制的卡座中，该卡座位于摄像机控制器下方的影像处理平台抽屉中。要将摄像机线缆相对松散地盘收起来，将多余的线缆挂在影像处理平台外边的挂钩上。设备外面的挂钩尺寸较大，可同时钩挂蓝色系统线缆和摄像机线缆。

（三）设备的管理

1. 建立设备档案

设备档案的建立包括以下几个方面。①设备信息：包括名称、型号、数量、到货日期、生产厂家等内容。妥善保管使用说明书，方便工作中查看。②分类管理：根据设备的性质和耗用特点进行归类，设置预计使用年限和净残值，根据实际使用情况，以及其他影响折旧、损耗的因素，进行折旧计算。③建立仪器使用登记本：需详细记录仪器每一次使用的时间、运转情况、使用人员及维修情况等信息。

2. 成立腔镜设备管理小组

腔镜设备管理小组包括以下人员。①组员：对每台设备负责，每天检查。②专科组长：每周检查仪器运转情况，及时分析使用中出现的问题。如有损坏，要尽早报修并认真分析总结，护士长不定期进行工作督查。③医院医工科专职工程师：负责每半年对腔镜设备进行预防性维护，及时发现隐患并记录仪器发生故障情况。组长和工程师点对点联系。

3. 制定规范化流程

制定规范化流程如下。①设备定位放置。②对每台仪器都要制定使用操作规范和维护保养制度，并将规范和制度的文本放于指定位置，便于工作中随时查阅。

4. 加强培训与考核

在设备投入使用前，统一对操作护士进行岗前培训，由厂家讲解精密仪器的原理、性能、特点、操作规程、使用及保养方法，强化训练，熟练掌握，并进行不定期考核，以减少因操作不当对仪器造成的损坏。

二、胸腔镜常用手术操作器械及其清洗、消毒和保养

（一）胸腔镜常用手术器械

胸腔镜常用手术器械大致可分为镜头、胸外科特殊器械、单孔器械及达芬奇器械等。

1. 镜头

胸腔镜一般使用管径为10mm的30°镜头（见图4-16）。

2. 胸腔镜手术通道套管（Trocar）和切口保护套

胸腔镜手术通道是胸腔镜器械和镜头进出胸腔的通路。套管可以分为硬质套管和软质套管。一般常规用管径为10mm的金属套管（见图4-17）放置镜头；用切口保护器（Incision protector）放置器械。切口保护器形成的通道相对较大，便于操作，又可以防止标本取出时肿瘤细胞脱落引起切口种植。

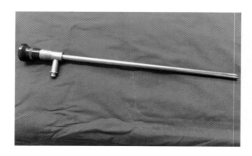

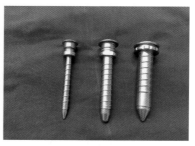

图4-16　30°镜头　　　　　　图4-17　金属套管

3. 胸腔镜手术器械

胸腔镜手术器械常规配置分离钳（Separator pliers）、剪刀（Scissors）、钛夹钳（Titanium clamp）、肺叶钳（Forceps）、针持（Needle holder）、电钩（Electric hook）和推结器（Push-knot device），见图4-18和图4-19。此外，还需配备单关节微创手术器械及双关节钳等胸腔镜手术特殊器械（见图4-20）。

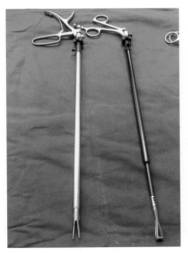

图4-18　钛夹钳（左）和肺叶钳（右）

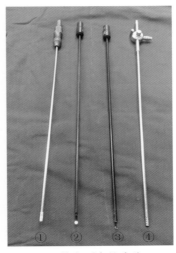

图4-19　从左到右依次为：①推结棒；②电铲；③电钩；④冲洗吸引管

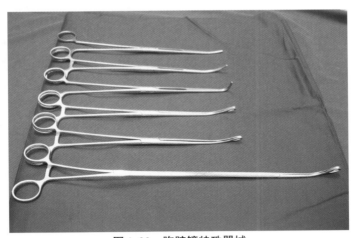

图4-20　胸腔镜特殊器械

4. 单孔手术器械

单孔手术器械（见图4-21）。

微创肺段手术学

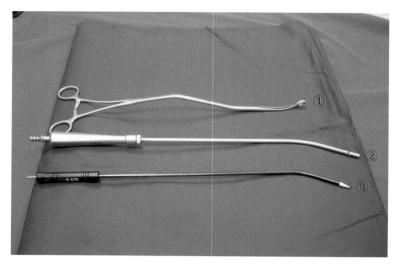

图4-21　从上到下依次为：①单孔双关节卵圆钳；②单孔推结棒；③单孔电钩

5. 达芬奇器械

达芬奇器械包括达芬奇专用电钩、专用双极电凝单孔长抓钳、专用大号持针器、专用超声刀ACE型弯头发生器鞘及适配器插件等。

（二）胸腔镜器械的清洗、消毒与保养

1. 镜头的清洗、消毒与保养

不能用超声波清洗镜头。要按厂家标明的灭菌方法进行灭菌。选择单一的灭菌方法，严禁变换灭菌方法，否则容易造成镜头损坏。镜头应轻拿轻放，避免与其他物品碰撞。在使用前后，注意检查镜头是否模糊或有划痕损伤。

2. 腔镜器械的清洗

彻底的清洗是保障消毒和灭菌效果的基础（刘小玲，聂智荣，2010）。腔镜器械在清洗时要将可以打开、拆卸的部件全部打开或拆卸，并做到及时预清洗，以降低终末清洗难度，并严格按照下列清洗流程进行规范化清洗：初洗→酶洗10min→超声清洗10min→漂洗→干燥→检查保养→打包灭菌。

3. 腔镜器械的灭菌

根据腔镜手术器械及物品的材质、结构等特性，选择合适的灭菌方法，达到消毒技术规范要求。对镜头，根据厂家要求进行灭菌；对腔镜器械，多采用

高温高压蒸汽灭菌。

4.腔镜器械的使用保养

（1）专人管理，定期检查保养：专科组长统一管理所有腔镜器械，负责腔镜器械的保管、更换、申领及日常检查，并对腔镜手术器械的准备情况和使用情况进行监督，及时进行调整和补充（李晓霞等，2016）。将备用器械及特殊器械放置于器械柜内集中保管，填写器械清单，每周清点检查1次，每月整理上油保养1次。

（2）加强培训，规范使用：腔镜小组成员在上岗前接受培训，合格后上岗。器械专科组长不定期组织科内培训，及时交流经验，使腔镜小组成员都能熟练掌握器械的使用及保养方法。强化对供应室安装人员的培训。

（3）器械专职专用：每把器械都是根据临床特定需求设计的，都有其独特的专属功能，使用时一定要注意其功能，不能混用。

（4）正确清洗，合理放置：根据厂家的要求正确清洗和安装。在术中、清洗、消毒时，禁止把器械交叉或重叠放置，应将各器械单独平稳放置。

（5）仔细检查，及时更换：护士熟练掌握器械的构造，在手术前和手术后都要仔细检查器械的完好性及性能，小螺丝、弹簧等都要清点仔细，杜绝将物品遗留在体腔内；电凝器等通电器械的外套管如有破损应马上更换，防止在使用过程中灼伤患者。

（6）局部防护，减少损耗：所有穿刺锥、鞘、针类、剪类或带锋的尖锐器械均须加保护封帽，防止器械本身损伤，也防止损伤其他内镜、器械以及清洗人员。

（王　莺　唐秋梅　虞　莉）

◇参◇考◇文◇献◇

李晓霞，范荣娥，侯莹莹，等.手术室腔镜器械的管理和体会[J].临床医药文献杂志,2016,3（6）:1180.

刘小玲，聂智荣.腔镜管理新模式在手术中的应用[J].局部手术学杂志，2010，19（2）:152-153.

第五章 ｜ 微创肺段切除围术期管理

第一节　相关并发症及处理

目前，外科手术仍是有手术指征的肺癌及肺部疾病的首选治疗方案（Cao et al.，2015）。然而，由于患者年龄较大（Schulte et al.，2009），常合并慢性肺部疾病或心血管疾病（Loganathan et al.，2006；Jones et al.，2011），加之许多患者有吸烟嗜好，所以导致术后并发症的发生率居高不下（Gullón et al.，2012）。微创肺段手术所造成的创伤虽然较传统的开胸及微创肺叶手术有所减小，但其术后并发症的发生率仍较高（Kim et al.，2015）。如何早期发现，及时合理地处理并发症，有助于患者早日康复，对患者预后具有极其重要的意义。

一、早期并发症及处理

肺部手术后30d内所发生的并发症常被称为早期并发症（Rotman et al.，2015）。微创肺段手术的早期并发症有以下几种。

（一）胸腔内出血

术后继发胸腔内出血一般发生在12h内，常常由对胸壁的支气管动静脉止血不彻底导致，罕见主要血管的结扎或缝合脱落。一般在经过充分的电凝止血后，胸腔内出血的发生率会明显降低，低于1%（Alloubi et al.，2010）。

常见出血来源：①胸壁创面渗血；②肋间血管或胸廓内动脉出血；③肺动脉、静脉出血；④无名动脉、主动脉破裂大出血；⑤出血性疾病及凝血机制障碍。

诊断：①胸腔引流量逐渐增多；②红细胞和血色素水平出现动态下降；③出现低血容量休克症状，患者常诉口渴、心悸、血压下降，面色、口唇苍白；④床边B超检查或X线胸片显示胸腔大量积液。

治疗：先按失血性低血容量休克处理，及时补充血容量，如输血、输液等，再应用止血药和适量镇静药。

再次进胸止血的适应证：①术后胸腔血性引流液在3h内持续200mL/h以上；②引流出的血液很快凝固；③胸片示患侧高密度影持续增大；④经输血补液后，血压不回升，或升高后又迅速下降；⑤血红蛋白水平和红细胞计数持续下降。

手术方法：由原切口进胸探查（常常需要改为开放进胸），可采用自体血回输，吸净胸内积血后查找出血部位进行止血。

（二）心律失常

肺段术后心律失常特别是室上性心律失常（包括心房颤动、心房扑动、室上性心动过速）非常常见，发生率可高达25%，多见于老年患者、心包内结扎肺血管和电解质失调患者（Zhang，Gao，2016）。

心房颤动：充分供氧，静脉内快速洋地黄化或静脉推注胺碘酮，并继续口服地高辛维持。

心房扑动：心室率过快可静脉注射毛花苷C，先将其变为房颤，再转复窦性心律。静脉注射或口服胺碘酮亦可取得良好疗效。

室上性心动过速：对未用洋地黄者可给予洋地黄治疗，也可选用维拉帕米和胺碘酮。对药物治疗无效者采用电转复律。

室性心动过速：是最严重的心律失常，应立即给予利多卡因治疗。对药物治疗无效者，采用电转复律。

（三）肺不张

肺不张是肺术后的常见并发症，发生率为5%～10%，可以分为肺泡性、小叶性、支段性、叶性及全肺性肺不张（Cerfolio，2008）。

原因：①麻醉气管插管过深；②呼吸道分泌物阻塞；③患者本身肺功能差；④手术过程中肺的机械性压迫；⑤术后肺膨胀不全；⑥通气过低，呼吸较浅。

诊断：①临床表现为胸闷、气急、呼吸困难、干咳等；②X线检查示肺组织呈实变阴影，纵隔、气管向术侧移位；③纤维支气管镜检查是肺不张最有价值的诊断手段之一，对于黏液栓引起的阻塞性肺不张，纤维支气管镜下抽吸既是诊断性的也是治疗性的；④血气分析可示PaO_2下降。

治疗：①鼓励和协助患者做有效咳嗽；②呼气末正压呼吸；③鼻导管吸痰；④纤维支气管镜吸痰。

（四）肺　炎

微创肺段切除术后肺炎的发生率虽明显低于肺叶或全肺切除术，但仍可超过15%，而且其死亡率较高（Arslantas，2015）。

原因：最常见的是误吸和革兰阴性杆菌感染，少见肺以外的感染灶经血行感染。

诊断：手术后2～3d，体温仍超过38℃，伴有不同程度的呼吸困难，肺部听诊出现啰音，在排除胸腔积液后，应该考虑术后并发肺炎。X线胸片可见炎症表现，痰细菌学检查可明确诊断。

治疗：①合理应用抗生素；②术后加强体位排痰；③清除呼吸道分泌物、异物；④增强机体抵抗力。

（五）肺水肿

肺水肿常发生于术后2～3d。随着医生对肺水肿认识水平的提升，经严格控制输液量后，肺水肿的发生率已明显下降（Jordan et al.，2000）。肺水肿可以分为肺泡性肺水肿和间质性肺水肿。

原因：①肺手术中或术后输血、输液过多、过快；②各种原因引起的缺氧；③充血性心力衰竭，左心衰竭。

诊断：①呼吸困难，咳嗽，咳粉红色泡沫样痰，肺内可闻及湿性啰音；②血气分析显示 PaO_2 降低；③胸片检查发现间质性肺水肿出现袖口边缘征，肺泡性肺水肿，肺野出现斑点状阴影。

治疗：①保持呼吸道通畅，加压供氧；②镇静，可缓慢静脉注射吗啡；③应用速效洋地黄制剂；④应用强力利尿剂，如呋塞米等；⑤给予肾上腺皮质激素，补充钾盐；⑥应用足量、有效的抗生素；⑦提高血浆胶体渗透压；⑧应用呼吸机辅助。呼吸机辅助的应用指征：①呼吸频率大于30次/min或小于5次/min；②肺活量小于15mL/kg；③ PaO_2 低于60mmHg；④ $PaCO_2$ 大于60mmHg。

(六) 呼吸衰竭

呼吸衰竭常发生于肺段手术后1～5d，是肺段手术后较严重的并发症（Cardinale et al.，2016）。由于肺通气和（或）换气功能严重障碍，不能有效地完成氧的摄入和二氧化碳的排出，所以导致缺氧伴（或不伴）二氧化碳潴留的症状。

原因：① I 型呼吸衰竭：缺氧无 CO_2 潴留或伴 CO_2 降低，以换气功能不全为主，如弥散功能损害、静-动脉分流、心力衰竭等。② II 型呼吸衰竭：缺 O_2 和 CO_2 潴留，以通气功能不全为主，如弥漫性肺不张，术后疼痛致呼吸表浅，出现通气障碍等。

诊断：根据引起术后呼吸衰竭的原因，结合缺氧伴（或不伴）二氧化碳潴留的临床表现以及动脉血气分析等，可以诊断。

治疗：①纠正缺氧；②增加通气量；③控制感染；④强心、利尿等。

(七) 胸膜腔感染、脓胸

肺癌术后胸膜腔感染、脓胸的发生率为2%～16%，大多数报道其发生率低于5%（Chae et al.，2006；Wain，1996）。其发生的危险因素有纵隔淋巴结清扫、术前新辅助放疗以及术后机械通气（Wain，1996）。

原因：①手术操作中胸腔污染；②胸壁切口或引流管口的感染后继发；③肺部炎症表浅，接近胸膜继发；④支气管胸膜瘘所合并；⑤术后余肺表面细小支气管瘘导致。

诊断：①临床上常会出现急性炎症反应；②肺部有时有受压征象；③X线、CT检查提示有脓胸；④超声定位引导胸腔穿刺抽出脓性液体；⑤血常规检查显示白细胞计数增加。

治疗：胸膜腔穿刺术，胸腔闭式引流术或手术排除脓液，同时行抗感染以及全身治疗。

（八）早期支气管胸膜瘘

早期支气管胸膜瘘常发生于术后8～12d，是肺手术后最严重的并发症之一（Lois，Noppen，2005）。大的瘘口可使患者窒息引起致命后果。肺段切除术后，支气管胸膜瘘的发生率大约为0.3%（Hollaus et al.，2003）。

原因：①手术操作不当；②在淋巴结清扫时，支气管残端组织剥离过多；③支气管残端过长；④支气管残端遗留病变；⑤糖尿病、术前新辅助放化疗以及患者长期消耗等。

诊断：①早期支气管胸膜瘘可见胸腔引流瓶内漏气突然增加；②患侧胸腔常常出现气胸或液气胸体征；③胸部X线检查显示手术侧胸腔内有一新出现的气液平；④胸腔穿刺抽出的胸液与咳出的痰液性质相一致，往胸腔注入亚甲蓝可见蓝紫色痰液咳出；⑤支气管镜检查可窥见较大的残端瘘孔，将造影剂注入支气管闭合处，在X线片上可显示裂口的部位。

治疗：①胸腔闭式引流及广谱抗生素治疗。②患者取患侧半卧位，不宜向健侧侧卧。③早期支气管胸膜瘘，在没有明显的感染之前，可再次做残端闭合。④较小的瘘孔可经纤维支气管镜检查后在瘘口处涂以硝酸银，进行烧灼治疗。⑤较大的瘘口常会形成局限性脓胸，如果脓腔较小且不深，则可以采取开放引流；如果脓腔较深、瘘口大，则可采取大网膜填塞和胸廓成形术。⑥对于体质衰弱的患者，Dorman推荐采取永久性的开放性胸廓造口术（Dorman et al.，1974）。

（九）持续性漏气

持续性漏气指的是肺段手术后持续性漏气的时间超过5d，为肺段术后常见的并发症，发生率为5%～10%（Cerfolio et al.，2001）。

原因：①支气管、离断肺实质残端未完全闭合或裂开；②肺裂钝性撕脱后遗留创面漏气；③出现支气管残端瘘。

诊断：①在胸腔闭式引流瓶内见到有较多气泡逸出；②若漏气量较大，则出现气胸的临床表现；③X线胸部检查可见气胸或液气胸以及肺不张等征象。

治疗：①保证胸腔闭式引流通畅，必要时行负压吸引，尽早排出胸腔内积气，争取尽快复张余肺，同时应用有效抗生素；②行胸膜粘连术，常用药物有高糖、滑石粉、四环素及红霉素等；③如2周后仍持续漏气而无减少趋势，表示漏口不能自行闭合，应尽早行支气管瘘修补术。

（十）余肺扭转或坏死

余肺扭转或坏死为肺段手术较少见的并发症。

原因：余肺扭转因在肺段手术过程中人为造成而未察觉所致；余肺坏死则因误扎供应余肺的血管所致。

诊断：余肺扭转早期诊断较困难，确诊要靠纤维支气管来观察支气管扭转的范围；余肺坏死的临床表现主要是严重的全身中毒症状，胸腔引流液呈血性或脓性，胸片显示肺不张。

治疗：对于余肺扭转，可试用气管插管加压张肺，促使扭转肺复位。如不奏效，则应迅速开胸整复；如发现肺血管绞窄坏死，则应将此肺叶切除；余肺坏死诊断明确，应立即切除坏死的肺组织。

（十一）乳糜胸

乳糜胸指的是由于术中对胸导管造成损伤，导致流经胸导管的淋巴乳糜液外漏并积存于胸膜腔内的情况，常常发生在术后10d左右（Tsukada，1997）。在肺段手术淋巴结清扫时，胸导管易受损的常见部位为右侧胸腔脊柱旁、主动脉弓下、隆突下以及肺韧带区（Shimizu et al.，2002）。

原因：在纵隔淋巴清扫时，损伤胸导管而引起乳糜胸。

诊断：胸腔闭式引流管内可见乳糜样液体引流出，呈乳白色油状，碱性，无臭味。胸部X线或超声检查可帮助乳糜胸定位和定量。

治疗：胸腔闭式引流，减轻胸部压迫症状；加强营养，采用低脂高蛋白质饮食，必要时行肠道外营养支持，输血浆、白蛋白及氨基酸等。若患者在手术后短期内发生大量乳糜胸，则需二次手术治疗。

（十二）其　他

神经损伤：①喉返神经损伤；②膈神经损伤；③肋间神经损伤。

下肢深静脉血栓形成：肿瘤高凝状态、术后长期卧床、下肢静脉回流缓慢、长期房颤均会促进血栓的形成，可引起肺动脉栓塞。其临床表现在早期不明显；随后，患者自觉小腿肌肉疼痛，下肢肿胀。手术后应加强早期活动，加速下肢静脉的回流，并适量应用抗凝药物预防。

消化道应激性溃疡并发穿孔、出血：为手术后较严重的并发症之一。临床表现主要为消化道出血，少数可发生胃肠道穿孔，通常发生在手术后3～15d；胃酸和胃蛋白酶水平增高，黏液形成减少，胃肠道活动停止；消化道出血、贫血、便血和黑便。可予以鼻胃管行冰盐水灌注。术后应用抗胆碱能药物。

急性胃扩张：发病后胃壁张力降低，静脉回流障碍，大量体液与电解质进入胃内，使胃腔迅速扩大。患者出现上腹饱胀感，并呈进行性加重；伴有频繁、无力呕吐，量少，呕吐后症状仍不减轻。治疗上应予以胃减压，以保证胃壁张力的完全恢复，同时纠正水电解质紊乱。

二、远期并发症及处理

肺段手术后30d后所发生的并发症常被称为远期并发症（Rotman，2015）。微创肺段手术的远期并发症有以下几种。

（一）远期支气管胸膜瘘

远期支气管胸膜瘘较早期支气管胸膜瘘更常见，一般多见于免疫功能低下或患有合并症的体弱患者（Jichen et al., 2009）。

原因：①手术后出现肺炎并发症；②术后行放射治疗；③支气管残端过长；④术后肿瘤复发，侵犯支气管残端；⑤术后脓胸处理不当；⑥免疫功能低下或体质衰弱且患有合并症。

诊断：①临床上出现轻微咳嗽、发热、顽固性嗝逆等；②患侧胸腔常常出现气胸或液气胸，皮下气肿，纵隔及气管移位；③胸部X线或CT检查显示手术侧胸腔内有一新出现的气液平；④胸腔内或经支气管镜向支气管残端内注入亚甲蓝，可见有蓝紫色痰液咳出；⑤支气管镜检查可窥见较大的残端瘘孔，将造影剂注入支气管闭合处，在X线片上可显示裂口的部位。

治疗：见早期支气管胸膜瘘。

（二）食管胸膜瘘

食管胸膜瘘在肺段手术后较少见，且几乎都发生在右侧胸腔，隆突下方。其预后不佳，有报道称其死亡率达48%，治愈率仅为12%（Alloubi et al., 2010；Takaro et al., 1960；Kim et al., 2002）。

原因：①肺与食管粘连，直接误伤食管；②在纵隔淋巴结清扫时，破坏或切断了供应食管的营养血管，造成食管局部坏死；③周围有炎症，病变侵及食管。

诊断：若胸腔闭式引流液变浑浊，呈棕褐色或出现食物残渣，则应考虑食管胸膜瘘。口服亚甲蓝可以证实。通过食管造影检查（76%的泛影葡胺原液）亦可以诊断。

治疗：①保持胸腔闭式引流管引流通畅；②胃肠减压；③胃或空肠造瘘；④手术治疗，包括手术直接修补，及食管切除并用胃、空肠、结肠重建食管。

（三）迟发性脓胸

迟发性脓胸一般发生在术后数月甚至数年，几乎50%与支气管或食管瘘长期不愈相关（Tsukada, Stark, 1997）。

原因：①脓胸急性期未得到及时的治疗或治疗不当；②合并支气管或食管胸膜瘘，污染物及细菌进入胸膜腔；③脓腔内有异物存留，如换药时不慎遗留的棉球或引流管等；④某些特殊菌感染，如结核杆菌、真菌感染。

诊断：①临床上可出现低热、贫血、低血浆蛋白等，并有慢性咳嗽、浓痰、胸闷不适等症状；②患侧胸壁塌陷，呼吸运动受限制，呼吸音明显减低或消失；③CT可显示胸膜增厚，脓腔的大小和部位，纤维板和肺的关系以及肺不张和肺部病变的情况，对手术方案的确定有指导意义。

治疗：①改进引流；②胸膜纤维板剥脱术；③胸膜内胸廓改形术；④胸膜外胸廓改形术；⑤胸膜肺切除术。

（四）肿瘤复发

肺癌术后复发是影响患者生存的重要因素之一。据统计，Ⅰ期肺癌术后，5年内仍有20%～30%的患者复发；Ⅱ期肺癌术后，约50%复发；Ⅲ期肺癌术后，5年内复发率甚至达到70%～80%（Bogot, Qunit, 2004; Kelsey et al., 2006）。肺段手术后的复发率高于肺叶切除术，主要是支气管残端和切缘的复发率相对高于肺叶切除术（Koike et al., 2013）。

原因：①微转移灶的存在可能是肺癌术后复发转移的基础；②手术后残留的肿瘤细胞被激活；③手术引起肿瘤微环境的改变；④手术后，机体出现免疫功能下降；⑤术后辅助放化疗失败；⑥肿瘤新生血管形成可能是肺癌术后复发转移的关键因素。

诊断：①通过胸部CT检查，能及时发现可能出现的肺内复发、转移、纵隔淋巴结转移或胸膜的侵犯；②肿瘤标志物癌胚抗原、神经元特异性烯醇化酶、鳞状细胞癌相关抗原等异常，提示复发的可能；③通过腹部B超或增强CT检查，可发现肝、胰、脾、肾、肾上腺及后腹膜的转移情况；④通过骨扫描或磁共振检查，可发现骨转移的可能；⑤通过纤维支气管镜，可在直视下观察局部气管情况；⑥通过头部CT检查，可以帮助诊断颅内转移。

治疗：根据不同复发或转移部位，可采取不同的治疗方案，如再次手术、放化疗等。

（五）新的原发肿瘤

在排除转移肿瘤的前提下出现的第二个肿瘤称之为第二原发肿瘤，可发生于与第一原发肿瘤相同的器官，也可发生于不同的器官。相对于普通人群，肺癌患者出现第二原发肿瘤的概率增加3.5倍（Tucker et al.，1997）。第二原发肺癌的发生率在胸部射线照射和吸烟患者中可以增加13倍，化疗药物中的烷化剂同样会增加第二原发肺癌的发生风险（Tucker et al.，1997；Johnson，1998）。临床上，对第二原发肺癌的常用检查方法有CT、痰脱落细胞学、支气管镜以及自动荧光或血卟啉荧光技术。美国胸科医师协会推荐，对第二原发肺癌的诊断需要有胸部放射科、呼吸内科、胸外科和病理科医生多学科组成的团队共同参与，综合考虑临床表现、影像特征、肿瘤细胞学或病理类型（Kozower et al.，2013）。一旦确定分期，对第二原发肺癌的治疗与第一原发肺癌的治疗虽然有所不同，但极相似。首选方案是根治性切除。手术方式应根据患者的肺功能储备等因素，选择肺叶、肺段或楔形切除。对于不能根治性切除的病灶，可行综合治疗，如结合放疗、化疗、立体定向放疗、射频消融及分子靶向治疗等。

（屠政良　曹金林）

◇参◇考◇文◇献◇

Alloubi I, Jougon J, Delcambre F, et al. Early complications after pneumonectomy: retrospective study of 168 patients[J]. Interact Cardiovasc Thorac Surg, 2010, 11(2): 162–165.

Arslantas MK, Kara HV, Tuncer BB, et al. Effect of the amount of intraoperative fluid administration on postoperative pulmonary complications following anatomic lung resections[J]. J Thorac Cardiovasc Surg, 2015, 149(1): 314–321.

Bogot NR, Quint LE. Imaging of recurrent lung cancer[J]. Cancer Imaging, 2004, 4(2): 61–67.

Cao C, D'Amico T, Demmy T, et al. Surgery versus SABR for resectable non–small–cell lung cancer [J]. Lancet Oncol, 2015, 16(8): e370–371.

Cardinale L, Priola AM, Priola SM, et al. Radiological contribution to the diagnosis of early postoperative complications after lung resection for primary tumor: a revisional study[J]. J Thorac Dis,

2016, 8(8): E643-E652.

Cerfolio RJ. Early postoperative complications. In: Patterson GA. editor. Pearson's Thoracic and Esophageal Surgery. Third Edition. Philadelphia: Churchill Livingstone, an imprint of Elsevier Inc., 2008.

Cerfolio RJ, Pickens A, Bass C, et al. Fast-tracking pulmonary resections[J]. J Thorac Cardiovasc Surg, 2001, 122(2): 318-324.

Chae EJ, Seo JB, Kim SY, et al. Radiographic and CT findings of thoracic complications after pneumonectomy[J]. Radiographics, 2006, 26(5): 1449-1468.

Dorman JP, Campbell D, Grover FL, et al. Open thoracostomy drainage of postpneumonectomy empyema with bronchopleural fistula[J]. J Thorac Cardiovasc Surg, 1974, 66(6): 979-981.

Gullón JA, Suárez I, Medina A, et al. Carcinoma de pulmón: cambios en epidemiología y supervivencia[J]. Rev Clín Española, 2012, 212(1): 18-23.

Hollaus PH, Setinek U, Lax F, et al. Risk factors for bronchopleural fistula after pneumonectomy: stump size does matter[J]. Thorac Cardiovasc Surg, 2003, 51(3): 162-166.

Jichen QV, Chen G, Jiang G, et al. Risk factor comparison and clinical analysis of early and late bronchopleural fistula after non-small cell lung cancer surgery[J]. Ann Thorac Surg, 2009, 88: 1589-1593.

Johnson BE. Second lung cancers in patients after treatment for an initial lung cancer. J Natl Cancer Inst, 1998, 90(18): 1335-1345.

Jones LW. Physical activity and lung cancer survivorship. In: Courneya KS, Friedenreich CM. eds. Physical Activity and Cancer. Recent Results in Cancer Research [J]. Berlin Heidelberg: Springer 2011, 186(186): 255-274.

Jordan S, Mitchell JA, Quinlan GJ, et al. The pathogenesis of lung injury following pulmonary resection[J]. Eur Respir J, 2000, 15(4): 790-799.

Kelsey CR, Clough RW, Marks LB. Local recurrence following initial resection of NSCLC: salvage is possible with radiation therapy[J]. Cancer J, 2006, 12(4): 283-288.

Kim D, Ferraris VA, Davenport D, et al. Outcomes of lobar and sublobar resections for non-small-cell lung cancer: a single-center experience[J]. South Med J, 2015, 108(4): 230-234.

Kim EA, Lee KS, Shim YM, et al. Radiographic and CT findings in complications following pulmonary resection[J]. Radiographics, 2002, 22(1): 67-86.

Koike T, Yoshiya K, Tsuchida M, et al. Risk factor analysis of locoregional recurrence after sublobar resection in patients with clinical stage IA non-small cell lung cancer[J]. J Thorac Cardiovasc Surg, 2013, 146(2): 372-378.

Kozower BD, Larner JM, Detterbeck FC, et al. Special treatment issues in non-small cell lung cancer: diagnosis and management of lung cancer, 3rd ed: American College of Chest Physicians evidence-based clinical practice guidelines. Chest, 2013, 143(5 Suppl): e369S-399S.

Loganathan RS, Stover DE, Shi W, et al. Prevalence of COPD in women compared to men around the time of diagnosis of primary lung cancer[J]. Chest, 2006, 129(5): 1305-1312.

Lois M, Noppen M. Bronchopleural fistulas: an overview of the problem with special focus on endoscopic management[J]. Chest, 2005, 128(6): 3955-3965.

Rotman JA, Plodkowski AJ, Hayes SA, et al. Postoperative complications after thoracic surgery for lung cancer[J]. Clin Imaging, 2015, 29(4): 465-468.

Schulte T, Schniewind B, Dohrmann P, et al. The extent of lung parenchyma resection significantly impacts long-term quality of life in patients with non-small cell lung cancer[J]. Chest, 2009, 135(2): 322-329.

Shimizu K, Yoshida J, Nishimura M, et al. Treatment strategy for chylothorax after pulmonary resection and lymph node dissection for lung cancer[J]. J Thorac Cardiovasc Surg, 2002, 124(124): 499-502.

Takaro T, Walkup HE, Okano T. Esophagopleural fistula as a complication of thoracic surgery. A collective review[J]. J Thorac Cardiovasc Surg, 1960, 40(2): 179-193.

Tsukada G, Stark P. Postpneumonectomy complications[J]. Am J Roentgenol, 1997, 169(5): 1363-1370.

Tucker MA, Murray N, Shaw EG, et al. Second primary cancers related to smoking and treatment of small-cell lung cancer. Lung Cancer Working Cadre[J]. J Natl Cancer Inst, 1997, 89(23): 1782-1788.

Wain JC. Management of late postpneumonectomy empyema and bronchopleural fistula[J]. Chest Surg Clin N Am, 1996, 6(3): 529-541.

Zhang L, Gao S. Systematic review and meta-analysis of atrial fibrillation prophylaxis after lung surgery[J]. J Cardiovasc Pharmacol, 2016, 67(4): 351-357.

第二节　围手术期的快速康复

快速康复外科（Fast-track surgery，FTS），也被称为ERAS（Enhanced recovery after surgery），是于20世纪90年代由Kehlet提出的，最早在普通外科应用围手术期患者管理策略。通过更好的围手术期患者管理，快速康复能减少手术并发症，降低患者死亡率，提高患者住院舒适度，缩短住院时间。快速康复在胸外科肺手术患者中的应用只有10多年的历程，与普通外科围手术期患者管理有共同之处，也有专科的特点。大部分医疗机构已经开始重视并逐渐开展肺手术后快速康复的围手术期患者管理。从很多临床试验结果可以看出，快速康复在肺手术后的应用取得了不错的效果。与传统的围手术期患者管理相比，新的围手术期患者管理优势明显。肺段手术快速康复与普通外科快速康复类似，同样从术前管理、手术方式、术中管理和术后管理多方面来加快患者术后康复。

一、胸外科快速康复概述

（一）术前管理

术前管理的作用在于识别患者存在的手术风险因素，通过术前的宣教、功能锻炼和选择性的药物使用，最大限度地去除这些因素，使患者以更好的心身状态接受手术治疗。

准确地识别高风险患者，并给予更优的治疗和更多的术后关注，可能使这部分人获益更多。根据2013年专家共识（Yan et al., 2014），$FEV_1 < 30\%$预计值，$DLco < 30\%$预计值为肺手术的禁忌证。但随着手术设备和外科水平的进步，VATS的适应证也逐渐扩大，对于一些曾被认为不适合手术的患者，现在

也可以行VATS了。全面地评估患者，识别高风险的手术患者，从而能更好地管理患者。临床上广泛应用的预测肺部手术患者住院死亡率的工具是 Thoracic Surgery Scoring System （Thoracoscore）（Falcoz et al., 2007）。具有多项危险因素、需要更多术后关注的患者，可能就不适合与一般患者一起管理了。研究表明，术前详细了解患者的治疗预期可能可以改善预后（Hollaus et al., 2003；Mondloch et al., 2001），详细的围手术期宣教可以减轻患者的焦虑、疼痛，缩短住院时间。

吸烟者的围手术期死亡率和并发症发生率比非吸烟者更高。对于因肺癌行手术的患者，术前戒烟2周以上可以有效降低肺部并发症的发生风险（Barrera et al., 2005）。对于既往未治疗的COPD患者，长效吸入性支气管扩张剂可以显著改善呼吸症状和肺功能；联合吸入性激素可以减少术后并发症。对于肺功能不能耐受肺部手术的患者，术前呼吸锻炼结合吸入性支气管扩张剂、激素可以显著改善肺功能，甚至可以到达耐受肺部手术的水平。对于COPD和肺癌患者，呼吸锻炼可以提高活动耐量。但是至于呼吸锻炼是否能加快术后康复仍有待研究。有一项研究已经证实，对于术后并发症高风险人群，呼吸锻炼有一定的效果（Agostini et al., 2013）。

肺手术患者是静脉血栓栓塞的高危人群，最新的NICE指南建议对这些人群在入院时即给予预防VTE的相关措施，包括弹力袜、气压治疗及足底泵等（National Clinical Guideline Center, 2018）。药物预防VTE适用于出血风险较小的患者。这些预防药物包括低分子量肝素、普通肝素（适用于肾功能衰竭患者）。应将预防措施持续至患者活动能力显著恢复后。对于需要行局部神经阻滞麻醉的患者，需要协调好抗凝药物的应用时机。

对于肿瘤患者，不良的营养状况与手术切口愈合不良、免疫功能紊乱、呼吸肌疲劳密切相关，直接导致术后康复慢和住院时间延长。但目前关于纠正肺癌患者术前不良营养状态的研究较少。一项小型的前瞻性随机对照研究（Matzi et al., 2007）显示，对体重指数正常的非小细胞肺癌患者，从术前10d开始提供α-酮戊二酸和5-羟甲基糠醛不仅可以提高患者活动耐量，减少氧化应激，而且可以显著缩短ICU和病房住院时间。但这些发现仍需要大型研究进一步证实。

术前8h开始禁食曾被认为可以降低麻醉中吸入性肺炎的发生率。然而，最新的证据表明，术前2h开始禁食清饮料并不会显著增加并发症（Brady et al.，2003）。但其对肺手术患者的证据并不充分。

一项纳入17项随机对照研究的荟萃分析表明，术前应用抗焦虑药物并不会影响患者术后康复（Smith et al.，2000），但该研究并没有包括肺手术。对于肺功能受损的患者，镇静药物可能导致不良后果，需要谨慎应用。

（二）手术方式

VATS肺叶切除术首先由Robert McKenna于1994年提出，并且已经过不断的改进，是一种安全成熟的手术技术。VATS应该是快速康复的首选手术方式。近来，尽管机器人外科技术在外科的应用逐渐增多，也相继有不少好的临床试验研究结果报道，但考虑到手术设备的价格昂贵以及机器人仍局限在国内数量有限的医疗机构，所以VATS目前在快速康复中的地位还是不可替代的。

相对于传统开胸手术，VATS已经被证实可以有效地提高患者术后活动的耐受程度，减轻术后疼痛，降低并发症发生率和患者死亡率，缩短术后住院时间，是快速康复的首选手术方式。其最常采用的手术方式是三孔法VATS。也有不少医疗机构开展单孔法或者双孔法VATS，以减少手术创伤，但相比于三孔法，它们并没有明显的优势（Young et al.，2015）。机器人胸腔镜手术通常需要3～4个孔入路。其优势在于图像显示更清晰，对肋间神经的压迫减少了，机械臂的机动性和稳定性也更好了；但劣势也很明显，缺少机械臂的力反馈、耗时长和价格昂贵，且受限于不能直接提供切割吻合器，仍需要一名助手在台上操作。机器人手术随着系统升级和费用降低，将来可能是较好的一种手术方式。目前，能同时开展VATS和机器人手术的医疗机构数量有限。关于机器人在快速康复中的优势，仍需要更好的临床试验研究来探索。

胸腔引流管的应用会限制患者的活动，增加患者的术后疼痛感。有不少证据表明，相对于两根或者更多的引流管，单根引流管能减轻术后疼痛感，如果没有确切的需要，最好只留置一根引流管（Brunelli et al.，2011）。术后残肺持续漏气是影响引流管拔除和使出院延迟的重要因素，目前有不少防漏气材料，但因为这些材料价格较高，效果不明确，所以并不建议使用。

（三）术中管理

术中管理主要包括预防性抗生素应用、液体管理、麻醉方式、麻醉药物使用等方面。良好的术中管理使患者以更小的创伤应激完成手术过程。

预防性抗生素应用可以降低术后感染的发生率。最佳的抗生素方案因人而异，不仅需要考虑呼吸道定植的病原菌，而且还要考虑病原菌的耐药问题。抗生素的应用时间应在划皮前1h内。

术中液体负荷过大可能增加术后并发症。然而，容量不足也会导致相应脏器灌注不足而导致相应的并发症。对于肺手术患者，术中液体正平衡是术后急性肺损伤的风险因素之一。

房颤是肺术后的常见并发症，其高危因素包括高龄、手术范围扩大、男性、非非洲裔人种，及肿瘤较大或恶性程度较高。不少随机对照研究表明，β受体阻断剂、地尔硫䓬和镁剂或者胺碘酮均可用来预防术后房颤的发生（Mathias et al.，2012；Tisdale et al.，2010）。胺碘酮的应用可能有发生急性肺损伤的风险。但研究表明，体内一定范围内蓄积胺碘酮仍然是安全的（Tisdale et al.，2009）。

短效麻醉药物可能有利于快速康复。理论上，吸入性麻醉会抑制通气不足时肺内血流重新分布。然而在单肺通气时，临床要求的吸入麻醉剂浓度并不会对通气血流比或者动脉血氧浓度有很大的影响。关于使用七氟烷还是丙泊酚麻醉，学界还有一定的争议，这方面的研究结果结论互有矛盾之处（Schilling et al.，2011；Hu et al.，2011）。一项临床随机对照研究发现，七氟烷相比于丙泊酚对肺手术中脑血氧的影响更小（Iwata et al.，2008）。

单肺通气会造成炎症介质的释放，引起肺部炎症反应。潮气量过大更会加剧肺损伤，是术后呼吸衰竭的危险因素。保护性的肺部通气应该维持较低的潮气量(如5mL/kg)，以利于减少炎症介质的释放，减少术后肺部并发症（如低氧血症、肺水肿或肺不张）的发生（Tugrul et al.，1997）。呼吸末正压对预后的影响还不明确。相比于容量控制通气，压力控制通气可能提高术中肺部氧合，维持较低的平均气道压（Unzueta et al.，2007）。然而，并没有充分的证据表明，压力控制通气有利于患者术后的氧合。

非插管肺手术避免了单肺通气、全身麻醉。不少单中心的临床试验证实非插管麻醉是安全的，能加快术后康复（Liu et al.，2016；Hung et al.，2013）。但是，这仍需要多中心的临床试验研究来证实。

（四）术后管理

术后管理对患者的快速康复至关重要。良好的术后管理可以降低围手术期并发症的发生，提高患者住院舒适度。

早期拔除气管插管可以使患者尽早恢复功能锻炼和饮食，加快康复。延迟拔管则会增加发生术后肺损伤、肺部感染、支气管胸膜瘘及持续肺漏气等并发症的风险。延迟拔管的风险预测因素有：术中输注红细胞，术前血清肌酐水平高，术前肺功能差以及术中手术范围扩大（Almada et al.，2007）。对于没有严重并发症的患者，均应该早期拔管。

术后护理，尤其疼痛管理以及早期恢复肢体活动，是快速康复的重要组成部分。术后疼痛是影响患者肢体活动的重要因素，会显著增加术后心肺并发症的发生。硬膜外镇痛是快速康复外科的核心组成部分，不仅可以有效减轻术后疼痛，缓解术后应激反应，加快肺和胃肠道功能的恢复，而且可以减少全身性阿片类药物的使用以及所造成的相关不良反应。但是硬膜外麻醉也会造成相关的并发症，如低血压、尿潴留、肢体无力等，造成液体负荷增大、尿管留置时间延长和肢体活动恢复减慢，这些因素都会影响术后快速康复。椎旁局部神经阻滞麻醉则可以避免这些不良反应。近期一项荟萃分析已经证实了椎旁麻醉相对于硬膜外麻醉的优越性，辅助麻醉药品（包括氯胺酮）的使用也被证实是有利的（Davies et al.，2006；Laskowski et al.，2011）。椎旁麻醉联合多模式镇痛是目前首选的镇痛方式，硬膜外麻醉则适用于不适合快速康复的高危患者。而关于留置椎旁麻醉管路的最佳方式，还存在争议，需要进一步研究。

长期卧床休息会产生一系列不良后果，包括肺功能损伤、肌肉萎缩、VTE。应该在保证安全的前提下，于术后4h后就让患者下床活动。理论上，刺激性肺量测定法可以升高肺部压力梯度，从而帮助肺泡扩张，但是在荟萃分析中并没有发现有利的证据（Carvalho et al.，2011）。围手术期胸廓扩张锻炼可以减少肺部并发症，缩短住院时间，但这个结果也受到一项随机对照研究的质疑（Reeve et al.，2010）。无创通气可以用于大的肺手术之后或者发生肺部并发症的高危人群，从而降低发生呼吸衰竭的风险；但其在提高肺部气体交换、缩短住院时间的同时，也可能造成相应的并发症。

早期拔除胸腔引流管可以减轻疼痛，有利于肢体活动，加快术后康复。但对胸腔引流管的管理则没有统一的标准，在临床实践中差异化较大。例如采取单纯的液封还是负压吸引，就有不同的观点。有些术者认为，负压吸引有利于脏层胸膜与壁层胸膜贴合，减少肺漏气；而有些术者则持相反观点，认为负压吸引会增加肺漏气。而一项纳入6个随机对照试验的荟萃分析表明，如果不存在临床上明显的术后残腔，那么术后负压吸引也不是必要的，而且拔管越早，术后住院时间也越短（Deng et al.，2010）。关于引流量少于多少范围适合拔除胸腔引流管的问题，长期存在争议，引流量从200mL/d至500mL/d不等，也有研究认为引流量的多少可能并不影响拔除指征（Bjer-regaard et al.，2014；Cerfolio et al.，2008；Utter et al.，2013）。

快速康复是在保证安全的前提下加快患者术后康复，从而缩短住院时间和降低费用。快速康复尽管在胸外科的应用只有10余年，但其在胸外科所取得的成效是明显的。随着外科技术和设备的进步、麻醉管理和护理的优化，快速康复应该能获得更大的成功。

二、快速康复外科的应用

浙江大学医学院附属第一医院（简称浙大一院）胸外科在胡坚教授的领导下，在综合国内外ERAS临床研究经验的基础上，建立了颇具特色的胸外科ERAS多环节全程管理体系。

（一）胸外科ERAS实践的八大环节

胸外科ERAS实践以气道管理为核心，包括气道管理、管道管理、无痛病房、液体管理、营养管理、血栓管理、运动康复和心理管理八大环节。各环节由专人负责，各环节间密切配合，从纵向和横向两个方面共同推动ERAS的实践，在科室内有效建立和实践ERAS多环节全程管理体系。

气道管理以肺功能筛查为基础，建立浙大一院胸外科围手术期肺功能筛查流程（见图5-1）。在术前、术中、术后采取积极干预的围手术期气道管理措施，包括：术前予以肺功能筛查、戒烟、雾化祛痰、呼吸训练等措施；术中予以吸痰，尽量采取微创手术方式，缩短手术时间，避免对肺的过度挤压和钳夹，控制输液量和速度；术后则采取多模式镇痛，加强雾化祛痰，尽早拔管，尽早下床活动，控制液体入量，指导正确咳痰，咳痰机震动排痰，适时监测肺功能等。

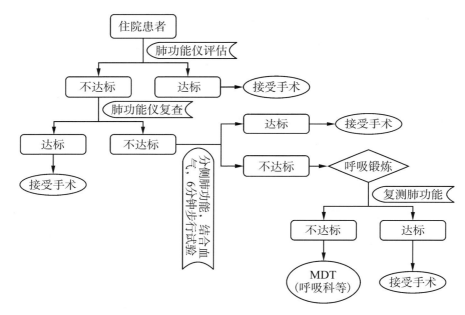

图5-1 浙大一院胸外科围手术期肺功能筛查流程

根据患者肺功能指标，浙大一院胸外科将胸外科围手术期患者分为如下四型。Ⅰ型：肺功能实际正常，肺功能检查达标；Ⅱ型：肺功能实际正常，肺功能检查不达标；Ⅲ型：肺功能实际异常，肺功能检查不达标，经训练后达标；Ⅳ型：肺功能实际异常，肺功能检查不达标，经训练仍不达标。对Ⅰ、Ⅱ型患者，可以安全手术；Ⅲ型患者具有潜在的手术风险；Ⅳ型患者为高危患者，不能耐受手术。肺功能筛查的目的在于有效鉴别出上述四型患者。对于Ⅲ型患者，我们采取特殊的围手术期管理措施：术前予以呼吸治疗、呼吸锻炼及运动能力锻炼；术中尽可能缩小手术创伤和手术范围，避免勉强对肺进行过多的手术切除；术后则加强深呼吸锻炼，加强翻身拍背，用咳痰机或呼吸机辅助排痰，严格控制液体的入量和速度，对容易发生呼吸衰竭的患者及早给予无创正压通气。Ⅳ型患者因不能耐受手术，提交院内 MDT 讨论，采取非手术治疗措施。自2015年1月以来，我科在实施肺功能筛查流程后，因肺功能差纳入手术禁忌的比例显著降低，手术适应证扩大，同期气道并发症的发生率显著降低。

管道管理方面，采用优化胸腔引流管策略，探索在部分患者中不放置胸管、放置细管、放置软管、提早拔管等。在食管癌患者，探索留置逆行胃管的方法（已申请逆行胃管专利），并常规留置经鼻营养管或经皮造瘘营养管。在部分手术时间短、无前列腺相关疾病的患者中不留置导尿管。

开展无痛病房，对每位入院患者均进行疼痛宣教，根据疼痛评估结果制定个体化镇痛方案：采用微创手术（胸腔镜、机器人辅助手术）减少疼痛，在手术结束前行肋间神经阻滞、切口中长效局麻，术后进行围手术期疼痛监管，静脉麻醉泵持续辅助镇痛。采用多模式镇痛方案，使患者安全、舒适地渡过围手术期和功能康复期。

液体管理是指术前、术中和术后的液体管理措施，包括液体种类的选择、液体总量的控制和液体输入速度的调整。肺部手术因其特殊性，例如术中单肺通气，肺切除术导致肺损伤，术后肺水肿，进而导致术后肺部并发症（如肺炎、急性肺损伤、ARDS 等）的发生（有报道称并发症发生率高达54.7%），使得围手术期的液体管理更为重要。术中液体输入过多或者过少，均会加重肺损伤，增加肺部并发症的发生率。液体过多导致肺水肿；液体过少导致组织器官低灌注，导致器官功能不全和衰竭。在微创肺叶切除术患者中，不同的术中液体或胶体输入速度可造成术后肺炎和术后肺部并发症发生率的显著差异。无论是限制性还是自由的液体管理策略，均可对术后结果产生不良的影响。在微创肺叶切除术患者，如果没有术中大出血或其他极端情况，合适的术中液体输入速度为9.4～11.8mL/(kg·h)，合适的术中胶体输入速度＞3.8mL/(kg·h)。

我们建立了浙大一院胸外科 ERAS 液体管理标准化流程，见图5-2。根据患者身体的相关指标，浙大一院胸外科将胸外科围手术期患者分组，筛选出能纳入 ERAS 术中液体管理的患者，其余的按需补液。对于年龄≤70岁、BMI 正常、心肾功能正常的患者，我们采取特殊的围手术期管理措施，按预期手术时间、术中液体输入速度［10～11mL/(kg·h)］、术中胶体输入速度［4mL/(kg·h)］预估总的术中液体量及胶体量，严格控制液体的入量和速度。然后，对手术情况进行评估，筛选出能纳入ERAS术后液体管理的患者；其余患者［如手术时间超预期，发生出血（出血量＞100mL）等意外］术后按需补液。自2015年1月，我科实施ERAS液体管理标准化流程后，术后肺炎和术后肺部并发症的发生率显著降低。

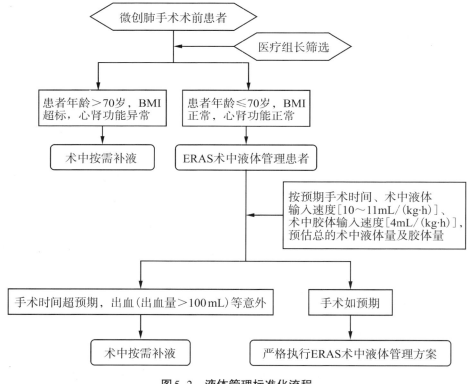

图5-2 液体管理标准化流程

在营养管理方面，先对患者进行营养评估，将患者分为营养正常人群、营养不良人群和禁食人群。对不同人群采用不同的营养支持方案。进食困难患者的营养通道建立至关重要，包括术前PEG/PRG置管、术中空肠造口置管等。如对于进食困难食管癌患者的营养管理，在开始治疗前应制定营养支持方案；

在新辅助化疗期间，采用管饲肠内营养；术前1周，给予肠内营养支持；术后1周，给予肠内＋肠外营养辅助营养支持；术后数月，自主进食＋肠内营养支持。

血栓管理方面，对每一位入院患者在入院时即进行深静脉血栓（Venous thromboembolism, VTE）风险评估，填写VTE风险评估表，根据评估结果给予相应的VTE预防措施，包括早期活动、预防性抗凝治疗及使用抗血栓压力带等，降低术后肺栓塞和脑栓塞的发生率。

运动康复直接关系患者术后康复，包括一般性锻炼、呼吸功能锻炼和肢体活动锻炼。运动康复与其他五个环节互相促进。合适的运动康复训练可以减轻疼痛，预防血栓形成。原则上，术后患者一旦意识清醒，只要生命体征平稳，在固定好引流管的情况下，就应鼓励床上活动，并尽可能早期下床活动。从术后第1天起，每2小时做深呼吸，予以叩背，鼓励有效咳嗽、排痰，并用激励式肺量计2～4次/d行呼吸功能锻炼。

心理管理直接影响患者围手术期的治疗效果和长期预后。多数肺部手术患者在围手术期存在不同程度的恐慌与焦虑情绪，甚者还会产生严重的恐惧、悲观等负面情绪，造成不良的应激反应，阻碍手术的顺利进行及术后康复。心理管理包括全面评估患者的心理状态，及时有针对性地疏导患者不良情绪。我们采用应激相关评估量表——应激反应问卷（Stress reaction questionnarie，SQR）来评估个体心理应激反应的相应心身症状及程度，按心理应激理论的情绪反应、躯体反应和行为反应三个方面，经由专业的心理卫生科医生制定相应的心理健康管理方案。

（二）胸外科ERAS实施流程及实践

我们建立了浙大一院胸外科ERAS实施标准化流程（见图5-3）。科室内建立六大环节的项目小组，安排专人负责，确保每一环节的ERAS理念得到充分落实。医院内各科室间多学科协作，院内MDT团队（包括胸外科医生、呼吸科医生、康复治疗师、ICU医生、麻醉医生及护士等）全程网络化管理，充分参与，使患者获得最合理的治疗和快速康复方案。

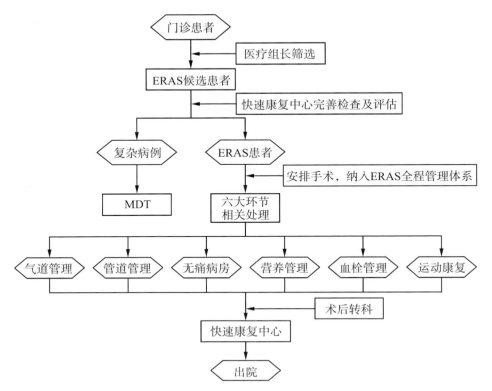

图5-3　浙大一院胸外科ERAS实施标准化流程

（三）胸外科实施ERAS的成绩

　　浙大一院胸外科共有核定床位61张。近几年，随着ERAS在我科的实施，在核定床位数不变的情况下，年手术量逐年上升，2013年、2014年、2015年我科手术量分别为1665例、2261例、2908例，年均增长约为32.2%。患者平均住院天数减少，平均住院费用降低，术后并发症的发生率降低，患者痛苦减轻，有显著的卫生经济学价值。

（陈保富　沈建飞　韩　佳）

◇参◇考◇文◇献◇

Agostini P, Naidu B, Cieslik H, et al. Effectiveness of incentive spirometry in patients following thoracotomy and lung resection including those at high risk for developing pulmonary complications[J]. Thorax, 2013, 68(6): 580-585.

Almada CP, Martins FA, Tardelli MA, et al. Time of extubation and postoperative outcome after thoracotomy[J]. Revista Da Associacao Medica Brasileira, 2007, 53(3): 209-212.

Barrera R, Shi W, Amar D, et al. Smoking and timing of cessation: impact on pulmonary complications after thoracotomy[J]. Chest, 2005, 127(6): 1977-1983.

Bjerregaard LS, Jensen K, Petersen RH, et al. Early chest tube removal after video-assisted thoracic surgery lobectomy with serous fluid production up to 500mL/day[J]. European Journal of Cardio-Thoracic Surgery, 2014, 45(2): 241-246.

Brady M, Kinn S, Stuart P. Preoperative fasting for adults to prevent perioperative complications[J]. Cochrane Database Syst Rev, 2003, (4): CD00 4423.

Brunelli A, Beretta E, Cassivi SD, et al. Consensus definitions to promote an evidence-based approach to management of the pleural space. A collaborative proposal by ESTS, AATS, STS, and GTSC[J]. European Journal of Cardio-Thoracic Surgery, 2011, 40(2): 291-297.

Carvalho CR, Paisani DM, Lunardi AC. Incentive spirometry in major surgeries: a systematic review [J]. Revista Brasileira De Fisioterapia, 2011, 15(5): 343-350.

Cerfolio RJ, Bryant AS. Results of a prospective algorithm to remove chest tubes after pulmonary resection with high output[J]. The Journal of Thoracic and Cardiovascular Surgery, 2008, 135 (2): 269-273.

Davies RG, Myles PS, Graham JM. A comparison of the analgesic efficacy and side-effects of paravertebral vs epidural blockade for thoracotomy—a systematic review and meta-analysis of randomized trials[J]. British Journal of Anaesthesia, 2006, 96(4): 418-426.

Deng B, Tan QY, Zhao YP, et al. Suction or non-suction to the underwater seal drains following pulmonary operation: meta-analysis of randomised controlled trials[J]. European Journal of Cardio-Thoracic Surgery, 2010, 38(2): 210.

Falcoz PE, Conti M, Brouchet L, et al. The Thoracic Surgery Scoring System (Thoracoscore): risk model for in-hospital death in 15,183 patients requiring thoracic surgery[J]. Journal of Thoracic & Cardiovascular Surgery, 2007, 133(2): 325-332.

Hollaus PH, Pucher I, Wilfing G, et al. Preoperative attitudes, fears and expectations of non−small cell lung cancer patients[J]. Interactive Cardiovascular & Thoracic Surgery, 2003, 2(2): 206−209.

Hu XL, Tang HH, Zhou ZG, et al. The effect of sevoflurane inhalation anesthesia only and propofol total intravenous anesthesia on perioperative cytokine balance in lung cancer patients[J]. Xi Bao Yu Fen Zi Mian Yi Xue Za Zhi = Chinese Journal of Cellular and Molecular Immunology, 2011, 27(6): 659.

Hung MH, Hsu HH, Chen KC, et al. Nonintubated thoracoscopic anatomical segmentectomy for lung tumors[J]. Annals of Thoracic Surgery, 2013, 96(4): 1209−1215.

Iwata M, Inoue S, Kawaguchi M, et al. Jugular bulb venous oxygen saturation during one−lung ventilation under sevoflurane− or propofol−based anesthesia for lung surgery[J]. Journal of Cardiothoracic & Vascular Anesthesia, 2008, 22(1): 71−76.

Laskowski K, Stirling A, Mckay WP, et al. A systematic review of intravenous ketamine for postoperative analgesia[J]. Canadian Anaesthetists Society Journal, 2011, 58(10): 911−923.

Liu J, Fei C, Pompeo E, et al. The impact of non−intubated versus intubated anaesthesia on early outcomes of video−assisted thoracoscopic anatomical resection in non−small−cell lung cancer: a propensity score matching analysis[J]. European Journal of Cardio−Thoracic Surgery, 2016, 50(5): 929−925.

Mathias JL, Biebl SJW, DiLalla LF. Prophylaxis and management of atrial fibrillation fter general thoracic surgery[J]. Thoracic Surgery Clinics, 2012, 22(1): 13−23.

Matzi V, Lindenmann J, Muench A, et al. The impact of preoperative micronutrient supplementation in lung surgery. A prospective randomized trial of oral supplementation of combined α−ketoglutaric acid and 5− hydroxymethylfurfural [J]. European Journal of Cardio− Thoracic Surgery, 2007, 32(5): 776.

Mondloch MV, Cole DC, Frank JW. Does how you do depend on how you think you'll do? A systematic review of the evidence for a relation between patients' recovery expectations and health outcomes[J]. Canadian Medical Association Journal, 2001, 165(2): 174−179.

NICE. Venous thromboembolism in over 16s: reducing the risk of hospital− acquired deep vein thrombosis or pulmonar embolism. NICE guideline. March 2018. www.nice.org.uk guidance ng89.

Reeve JC, Nicol K, Stiller K, et al. Does physiotherapy reduce the incidence of postoperative pulmonary complications following pulmonary resection via open thoracotomy? A preliminary randomised single-blind clinical trial [J]. European Journal of Cardio-Thoracic Surgery, 2010, 37 (5): 1158-1166.

Schilling T, Kozian A, Senturk M, et al. Effects of volatile and intravenous anesthesia on the alveolar and systemic inflammatory response in thoracic surgical patients [J]. Anesthesiology, 2011, 115 (1): 65-74.

Smith AF, Pittaway AJ. Premedication for anxiety in adult day surgery [J]. Cochrane Database of Systematic Reviews, 2000, 4(3): CD002192.

Tisdale JE, Wroblewski HA, Wall DS, et al. A randomized trial evaluating amiodarone for prevention of atrial fibrillation after pulmonary resection [J]. Annals of Thoracic Surgery, 2009, 88(3): 894-895.

Tisdale JE. Prophylaxis of Atrial Fibrillation After Noncardiac Thoracic Surgery [J]. Seminars in Thoracic & Cardiovascular Surgery, 2010, 22(4): 310-320.

Tugrul M, Cadmic E, Karadeniz H, et al. Comparison of volume controlled with pressure controlled ventilation during one lung anaesthesia [J]. British Journal of Anaesthesia, 1997, 79(3): 306-310.

Unzueta MC, Casas JI, Moral MV. Pressure-controlled versus volume-controlled ventilation during one-lung ventilation for thoracic surgery [J]. Anesthesia and Analgesia, 2007, 104(5): 1029-1033.

Utter GH. The rate of pleural fluid drainage as a criterion for the timing of chest tube removal: theoretical and practical considerations [J]. Annals of Thoracic Surgery, 2013, 96(6): 2262-2267.

Venous thromboembolism: reducing the risk | introduction | Guidance and guidelines | NICE.

Yan TD, Cao C, D'Amico TA, et al. Video-assisted thoracoscopic surgery lobectomy at 20 years: a consensus statement [J]. European Journal of Cardio-Thoracic Surgery, 2014, 45(4): 633-639.

Young R. Is uniport thoracoscopic surgery less painful than multiple port approaches? [J]. Interactive Cardiovascular & Thoracic Surgery, 2015, 20(3): 393-394.

第三节　围手术期的快速康复护理及家庭护理

加速康复外科（Enhanced recovery after surgery，ERAS）由跨专业多学科协同，以减少手术患者生理心理的创伤和应激为核心（Slater，2010），从术前开始，直至出院。其目的是减轻患者围手术期压力，改善疼痛情况，并尽量减少术后并发症。这可能促进患者的康复，缩短住院时间，减少住院费用，降低再入院风险及死亡风险。ERAS方法是多学科的，需要外科医生、护士、麻醉医生、物理治疗师及营养师等的协作（White，Dixon，2015），通常包括术前评估、运动训练、患者教育、营养干预和心理社会支持等组成部分。加速康复医学采用多学科协同诊疗MDT模式，制定规范化、个体化、连续性的综合诊疗方案，并更加广泛地应用于外科、内科、重症、麻醉、护理等领域，不仅仅包括围手术期和出院前，还应该包括出院后的康复。家庭护理是指在居家环境中，为有照护需要的个体提供连续性、专业性健康照护服务，以促进、恢复和维持个体的健康和功能（Galli et al.，2015），与围手术期护理互为补助。

护士在胸外科ERAS中扮演着重要的角色，特别是对肺部手术切除的病例。在围手术期护理及家庭护理中，护理人员都是必不可少的，因为护士是最接近患者的人。我科围手术期护理包括患者教育、气道管理、血栓管理、营养管理、液体管理、运动康复、疼痛管理和心理管理。同时，由我科协助完成的家庭护理主要内容包括一般护理、专科护理、健康教育与指导、协调与咨询服务等。

以下以浙大一院胸外科为例，按时间顺序解析胸外科围手术期护理及家庭护理的常规内容。

一、诊断期（专业医护团队与家庭护理首次接触）

1. 情感、精神支持及家庭支持

肺部手术患者一般为突然发现疾病，部分预后不佳，患者及其家庭成员往往因承受了巨大的心理压力而处于应激状态，亟须专业人士提供心理护理；家庭成员或者保姆普遍缺乏对肺部疾病的专业认知，短时间内难以适应该项特殊护理，需要专业的团队承担起部分照护任务。

2. 告知疾病相关知识与照顾技能

患者及其家庭成员都时刻关注患者的生命安全，希望第一时间了解病情及诊治方法和预后，同时需要医护人员给予疾病照护方面的指导。

3. 医护沟通

我国因为医生、护士数量不够，所以在患者入院后，与医院医护人员的沟通可能存在不足，这就需要家庭护理团队与患者进行更深入的沟通来弥补这一欠缺。

二、围手术期（以医院护理为主导）

1. 术前宣教

带患者熟悉环境和流程，缓解患者紧张情绪，取得患者及其家属的配合，改善其住院体验，提高满意度。我科有胸外科各种疾病的宣教纸质资料和电子资料，由护士提供给患者及其家属进行自学。若患者与其家属仍有不明白之处，则再由护士或医生答疑解惑。

2. 术前评估

护士应确保患者意识到自我管理的重要性，以获得更快的康复，并预防术后并发症。以下项目必须经过咨询或其他行动进行测试、评估和优化，如：吸烟、酒精摄入量、运动能力以及其他基础疾病。护士可指导患者在术前进行功能训练，增强心肺功能，如：在进行术前评估后，指导患者进行气道训练，见表5-1；对患者静脉血栓栓塞的风险进行评估，见表5-2；向患者介绍无痛病房（Sjöling et al., 2003），介绍关于麻醉和术后疼痛的信息，以便于疼痛管理。

表5-1　胸外科手术前气道管理策略

	训练项目	训练频次	第1天	第2天	第3天	第4天	第5天
1	戒烟	每天					
2	吸气训练(呼吸训练器)	4组/d，10次/组					
3	腹式呼吸训练，有效咳嗽(呼吸操)	4组/d，10次/组					
4	运动训练　走楼梯1～3层	2～3次/d					
	走平路	累计60min或6000步					

注意事项：

1. 对有以下疾病者不建议做2～4项训练，如肺大疱、气胸、脓胸、咯血、膈疝、连枷胸、高热、大量胸腔积液、心脑血管疾病等。

2. 肺功能检查有异常者遵医嘱行药物治疗。

3. 手术后，以上训练项目仍需在医护人员指导下继续进行。

4. 若训练中有不适症状，则请及时告知医护人员。

表5-2　Caprin血栓风险因素评估表

科别：　　床号：　　姓名：　　性别：　　年龄：　　住院号：

A1（每个危险因素1分）	B（每个危险因素2分）
□年龄40～59岁	□年龄60～74岁
□计划小手术	□大手术(<60min)*
□近期大手术	□腹腔镜手术(>60min)*
□肥胖(BMI>30kg/m²)	□关节镜手术(>60min)*
□卧床的内科患者	□既往恶性肿瘤
□炎症性肠病病史	□肥胖(BMI>40kg/m²)
□下肢水肿	C（每个危险因素3分）
□静脉曲张	□年龄≥75岁
□严重的肺部疾病，含肺炎(1个月内)	□大手术持续2～3h*
□肺功能异常(慢性阻塞性肺病)	□肥胖(BMI>50kg/m²)
□急性心肌梗死(1个月内)	□浅静脉、深静脉血栓或肺栓塞病史
□充血性心力衰竭(1个月内)	□血栓家族史

续　表

□败血症(1个月内)	C（每个危险因素3分）
□输血(1个月内)	□现患恶性肿瘤或化疗
□下肢石膏或肢具固定	□肝素引起的血小板减少
□中心静脉置管	□未列出的先天或后天血栓形成
□其他高危因素	□抗心磷脂抗体阳性
	□凝血酶原20210A阳性
	□莱顿第五凝血因子（V Leiden）阳性
	□狼疮抗凝物阳性
	□血清同型半胱氨酸酶升高
A2［仅针对女性（每项1分）］	D（每个危险因素5分）
□口服避孕药或激素替代治疗	□脑卒中(1个月内)
□妊娠期或产后(1个月)	□急性脊髓损伤(瘫痪)(1个月内)
□原因不明的死胎史，	□选择性下肢关节置换术
复发性自然流产(≥3次)	□髋关节、骨盆或下肢骨折
毒血症或发育受限原因导致早产	□多发性创伤(1个月内)
	□大手术(超过3h)*

危险因素总分：_____

注：①每个危险因素的权重取决于引起血栓事件的可能性。如癌症的评分是3分，卧床的评分是1分，前者比后者更易引起血栓。②*只能选择1个手术因素。

VTE的预防方案（Caprini评分）			
危险因素总分	DVT发生风险	风险等级	预防措施
0～1分	＜10%	低危	尽早活动,物理预防(　　)
2分	10%～20%	中危	药物预防或物理预防(　　)
3～4分	20%～40%	高危	药物预防和物理预防(　　)
≥5分	40%～80%,死亡率1%～5%	极高危	药物预防和物理预防(　　)

3. 术前准备

无肠道准备，在麻醉前6h禁止固体摄入，2h禁止液体摄入，这已经被证明可以改善患者的健康状况（Smith et al., 2011）；根据VTE评估，有针对性地给予预防VTE的相关措施，包括弹力袜、气压治疗、足底泵及相关药物性预防（包括低分子量肝素、普通肝素等）。术前对患者基础性疾病的治疗药物进行管理，重新制订相应用药计划。

4. 术中护理

手术开始后，根据麻醉医生的指导方针，主动变暖（使用空气毯和静脉输液）（Warttig et al.，2014），以防止术中体温过低。体温过低已被证明会损害药物的新陈代谢，对凝血产生不利影响，增加出血、心脏病发病和伤口感染。手术后的颤抖也增加了氧气的消耗，并且会加重疼痛。平衡静脉输液（Brandstrup et al.，2003）：手术时间＜3h，术中给予晶体液500mL；否则，给予晶体液1500mL，胶体液500mL。对于年龄≤70岁、BMI正常、心肾功能正常的患者，我们采取特殊的围术期管理措施，按预期手术时间、术中液体输入速度10～11mL/(kg·h)、术中胶体液输入速度4mL/(kg·h)，预估总的术中液体量及胶体量，严格控制液体的入量和速度。

5. 术后护理及康复训练

术后要根据疼痛评估流程，做好疼痛管理，见图5-4；术后需更重视营养管理，见图5-5（Kerr et al.，2013）。此外，运动康复对患者是十分重要的。术前可步行或登楼梯训练；术后回病房后即取垫枕平卧位；2h后在协助下翻身并取自主体位，在床上活动四肢并行足背伸屈活动，且争取当天下床活动；术后第1天起，每隔2小时，叩背、深呼吸、有效咳嗽、排痰，使用激励式肺量计促进肺功能恢复（Spruit et al.，2013；Andersen et al.，2017；Restrepo et al.，2011）；针对痰液黏稠难以咳出的患者，使用震动排痰机辅助。此外，术后第1天起，在协助下自行刷牙、洗脸，每隔4小时做术侧肩臂弯曲、上举、内收等活动肢体渐进式锻炼，逐渐增加活动范围、幅度和力度。

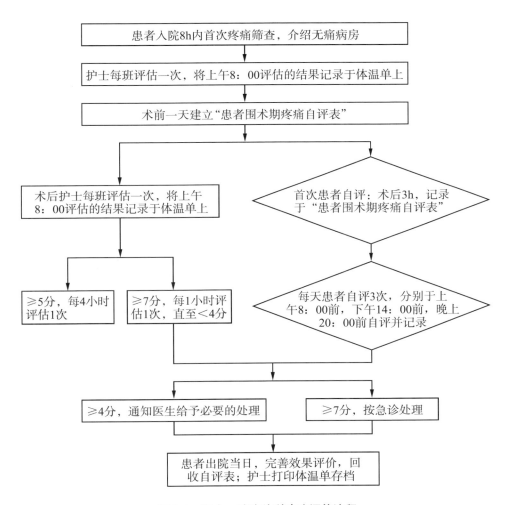

图5-4　浙大一院胸外科疼痛评估流程

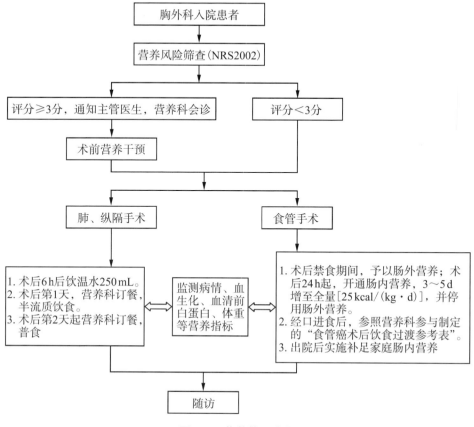

图5-5 营养管理流程

三、出院准备期（医院护理与家庭护理衔接）

1. 提前了解出院程序及后续治疗信息

入选ERAS路径的患者出院一般早于其他患者，他们既出院心切，又担心出院后无人指导，这就需要医院与家庭护理做好衔接，安排好出院后的治疗贯序，比如服药注意事项，特别对需要化疗或靶向治疗的有些患者，更是需要制订好后续治疗计划。

2. 指导制订院外康复计划

肺段手术患者的术后肺功能受到不同程度的影响，需要有一个较为完善的康复计划来指导其院外康复（Hübner et al.，2015；Carmichael et al.，2017），包括呼吸功能恢复训练、运动锻炼，以及饮食和心理方面的康复计划。

四、出院后（家庭护理为主导）

1. 复诊指导及延续性护理

安排患者术后复诊，家庭护理与医院衔接，可提前预约就诊专家及时间，尤其对于需要化疗的患者可安排延续性护理（Carlo，2001）。

2. 持续回访与疾病预防

对于在家中康复遇到问题的患者，部分可由医院的专业医护人员回访解决；吸烟等是肺部手术疾病的诱因，家庭护理可持续宣教，加强患者对疾病发生、发展的认知，直到起到预防疾病的作用（Ludmila，Stawomir，2004；Lou et al.，2012）。

3. 社区医疗

将家庭护理与社区医疗紧密联系起来，加强"医院-社区-家庭""三位一体"工作模式（吴茜等，2013），可以进一步整合区域医疗资源，共享社区病源，最终达到分级诊疗的目的。

当前，因为人口老龄化进程加快，住院周期缩短，社区服务资源有限，所以人们所希望达标的保健实施系统并不理想。在我国，约95%的患者在住院期间是由其亲属照顾的，而包括肿瘤在内的许多疾病的恢复又是一个漫长的过程。在此过程中，亲属护理或保姆护理因其专业性不足，难以真正满足患者的健康需求，这不仅影响患者的康复，而且也给家庭和社会带来沉重负担。因此，在当前医院医疗资源紧张，社区卫生保健及相关服务机构发展滞缓，患者及照顾者对延续性护理的需求得不到保证的形势下，专业的医院护理指导下的家庭护理干预的实施就显得尤为重要。相关研究表明，对患者及其照顾者同期实施家庭护理干预可以使患者得到更多的支持，在促进患者康复、增加家庭亲密度与适应性的同时，还提高了照顾者的生活质量。

（张洁苹　韩　佳）

◇ 参 ◇ 考 ◇ 文 ◇ 献 ◇

Andersen KS, Skoffer B, Oestergaard LG, et al. The effect of respiratory physiotherapy after lung resection: protocol for a systematic review[J]. Int J Surg Protocols, 2017, 4: 1-5.

Bernard H,et al. Patient experiences of enhanced recovery after surgery (ERAS) [J]. Br J Nurs, 2014, 23(2): 100-102, 104-106.

Brandstrup B, Tonnesen H, Beier-Hogersen R, et al. Effects of intravenous fluid restriction on postoperative complications: comparison of two perioperative fluid regimens: a randomized assessor-blinded multicenter trial[J]. Ann Surg, 2003, 238: 641-648.

Carlo Z. Home care and short-run nursing homes: organizational aspects of their integration with oncological organizations[J]. Critical Reviews in Oncology/Hematology, 2001, 39: 247-267.

Carmichael JC, Keller DS, Baldini G, et al. Clinical practice guidelines for enhanced recovery after colon and rectal surgery from the American Society of Colon and Rectal Surgeons and Society of American Gastrointestinal and Endoscopic Surgeons[J]. Dis Colon Rectum, 2017, 60: 761-784.

Galli E, Fagnani C, Laurora I, et al. Enhanced recovery after surgery (ERAS) multimodal programme as experienced by pancreatic surgery patients: findings from an Italian qualitative study[J]. Int J Surg, 2015, 23(Pt A): 152-159.

Hübner M, Addor V, Slieker J, et al. The impact of an enhanced recovery pathway on nursing workload: a retrospective cohort study[J]. Int J Surg, 2015, 24: 45-50.

Lou P, Zhu Y, Chen P, et al. Vulnerability of patients with chronic obstructive pulmonary disease according to gender in China. Int J Chrou Obstruct Pulmon Dis, 2012, 7: 825-832.

Ludmila M,Stawomir C. Functioning of family nursing in transition:an example of a small town in Poland. Are there any benefits for patients?[J]. Health Expectations, 2004, 7: 203-208.

Restrepo RD, Wettstein R, Wittnebel L, et al. Incentive spirometry: 2011. Respir Care, 2011, 56: 1600-1604.

Sjöling M, Nordahl G, Olofsson N, et al. The impact of preoperative information on state anxiety, postoperative pain and satisfaction with pain management[J]. Patient Educ Couns, 2003, 51: 169-176.

Slater R. Impact of an enhanced recovery programme in colorectal surgery[J]. Br J Nurs, 2010, 19

(17): 1091-1099.

Smith I, Kranke P, Murat I, et al. Perioperative fasting in adults and children: guidelines from the European Society of Anaesthesiology[J]. Eur J Anaesthesiol, 2011, 28: 556-559.

Spruit MA, Singh SJ, Garvey C, et al. An official American Thoracic Society/European Respiratory Society statement: key concepts and advances in pulmonary rehabilitation [J]. Am J Respir Crit Care Med, 2013, 188: e13-e64.

Warttig S, Alderson P, Campbell G, et al. Interventions for treating inadvertent postoperative hypothermia. Cochrane Database Syst Rev, 2014, CD009892.

White J, Dixon S. Nurse led patient education programme for patients undergoing a lung resection for primary lung cancer[J]. J Thorac Dis, 2015, 7: S131-S137.

吴茜, 毛雅芬, 施雁. 对构建医院-社区-家庭慢性病延续性护理模式的思考[J]. 中国护理管理, 2013, 13(8): 96-99.

第六章 | 微创手术系列国产医疗设备 应用示范

第一节 概 述

随着医学影像技术的不断提高，医用内窥镜的发展经历了硬管式内窥镜、半曲式内窥镜、纤维式内窥镜及电子内窥镜四代（汪长岭等，2018；陈婧婧，蔡天智，2015）。其中，电子内窥镜因图像质量优质、外径尺寸适宜等，所以临床应用逐渐普及（张雯雯等，2017；刘新华，2014；张瑞娟，刘晴，2015）。国内内窥镜微创手术治疗起步较晚，与国际上知名的卡尔史托斯、狼牌、奥林巴斯、史塞克等内窥镜生产企业相比，国产内窥镜企业发展较迟，市场占有率较低（中国医疗器械行业协会，2013；2017），见图6-1。然而，随着国内内窥镜微创技术的普及，国内内窥镜市场不仅规模快速增长，而且涌现

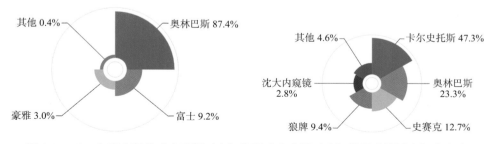

图6-1　2017年度中国软式内窥镜（左）和硬式内窥镜（右）类医疗器械市场占有率

了一些有规模、有技术的国产内窥镜企业，如沈阳沈大、上海澳华、上海成运、深圳开立、杭州桐庐医疗、浙江天松、杭州好克、成都新兴、桐庐优视、桐庐时空候、深圳迈瑞等。

然而，目前国产医疗设备企业良莠不齐，使得很多医疗机构对国产医疗设备产品的整体认可度不高，导致优秀的国产医疗设备产品在市场推广过程中受到较大阻力。此外，单一产品技术的突破并不能真正契合医生的实际需求。针对这些问题，为提高国产医疗设备的认可度，其有效途径是提供系统性临床解决方案。另外，随着我国医疗改革的不断深化和推进，医疗服务体系不断完善，医疗服务水平全面提升，但医疗资源布局和服务能力与人民群众的需求之间还有一定差距，基层医疗机构优质医疗服务资源严重不足。因此，完善基层医疗机构医疗设备配置及提高基层人员的医疗技术水平，是提升基层医疗服务能力的根本方法。

国家为加快培育医疗器械战略性新兴产业，加快推进我国医疗器械领域创新链与产业链的整合，推动国产医疗装备技术提升，促进国产创新诊疗装备在医疗机构的普及应用，打造国产诊疗装备品牌，同时解决区域常见多发病和基层医疗机构服务能力不足的问题，采取了一系列措施。随着《中共中央国务院关于深化医疗卫生体制改革的意见》出台，基层医疗卫生体系建设力度将持续加大，国内医疗器械市场容量亦将进一步快速提升，这是国产医疗器械产业发展的良好契机。国家科技部、卫生部等部门联合地方行政部门在"十二五"期间实施"国产创新医疗器械产品示范应用工程"（简称"十百千万工程"），目标是到"十二五"期末，在全国10个省（市）的100个县（区）选择1000家医疗机构试点应用1万台（套）创新医疗器械产品。在"十百千万工程"的基础上，"十三五"国家重点研发计划设置了"数字诊疗装备研发"试点专项，开展"创新诊疗装备区域应用示范"研究。为贯彻国家和浙江省政府关于支持国产大型医用设备装备使用的精神，鼓励医疗机构配置使用国产大型医用设备，浙江省组建成立国内首家推广中心浙江省国产大型医用设备应用推广中心（现更名为浙江省国产医用设备应用推广中心），并挂靠浙江大学医学院附属第一医院运行，以推进国产医用装备的应用示范。

综上，为了同时满足国产医疗器械产业发展和基层医疗机构服务能力提升的需求，一条有效的途径是借助国家、地方行政部门系列政策驱动，通过建立系统性临床解决方案，将优秀的国产内窥镜产品推向基层医疗机构。系统性临床解决方案包括基于国产医疗器械的临床新技术、新配置、新服务模式。系统性临床解决方案是该领域的研究关键。应用系统性临床解决方案，探索建立长效机制，建立一种新的、可复制的国产医疗设备应用示范模式也是研究重点。本章主要介绍一种微创手术系列国产医疗设备应用示范方法。

第二节 应用示范

一、确定应用示范目标

契合国家发展规划，以地方行政部门政策为驱动，明确应用示范目标。面向区域胸外科领域常见多发疾病，基于微创外科知识体系，首先遴选出优秀的国产微创创新医疗设备，建立适宜基层医疗机构开展的微创外科新技术临床解决方案，并通过试点示范应用，形成配套的国产医疗设备新型配置解决方案，基于现有的医联体、医共体医疗服务模式，建立适宜微创技术落地基层的服务模式。通过建立省级、市级、县级等多层级微创外科国产创新医疗设备应用示范中心，加快推动基层微创手术人才培养和微创器械技术提升，促进优秀的微创外科国产医疗设备和微创外科新技术在基层医疗机构的普及应用。

二、建立微创手术国产医疗设备新技术临床解决方案

通过对国产微创外科医疗设备企业的实地调研和相关设备试用，遴选出优秀的微创手术国产医疗设备，以此为基础建立新的胸外科诊疗新技术。该新技术需具备在基层医疗单位推广性强、临床应用范围广的特点。以浙江大学医学院附属第一医院主持的"十三五"国家重点研发计划"基于医疗'互联网＋'

的国产医疗设备应用示范研究"项目为例，课题"微创手术系列国产医疗设备应用示范研究"通过调研、试用和组织专家遴选，确定以国产高清内窥镜系统和创新医疗器械为核心的胸外科肺段切除新技术。该技术是一种以术前肺段三维重建为引导，术中国产高清内窥镜系统及国产创新医疗器械为核心的精准肺切除新技术。该技术体系包含术前3D模拟重建，用国产电外科设备进行肺部结构精准解剖游离，用国产切割闭合器对肺部血管、气管进行安全有效的处理，及用国产超声能量系统进行最佳淋巴清扫为一体的新技术解决方案。从而达到肺段切除的最佳手术流程：术前可视化评估，术中精准、安全、高效地切除病灶，术后快速康复。

三、建立微创手术国产医疗设备配置解决方案

以微创手术国产医疗设备新技术临床解决方案为出发点，确定一套配置解决方案。该配置解决方案需在经济上、临床有效性上满足基层医疗机构的需求，且需具备较强的可推广性。以"微创手术系列国产医疗设备应用示范研究"课题为例，通过前期调研和实际试用，遴选出一批优势国产微创外科手术用医疗器械，基于这些医疗器械的特性，参考国外相关产品的使用流程，同时结合临床实际应用情况和基层医务人员的实际操作体会，根据胸外科肺段切除新技术，制定标准化的微创手术流程，最终形成一套适宜基层推广的微创外科国产医疗设备配置清单。

四、构建适宜微创外科技术落地基层医疗机构的服务模式

在建立基于国产医疗设备的微创手术新技术、新配置清单后，还需基于大环境下的医疗服务模式，构建适宜微创外科技术落地基层医疗机构的服务模式。以"微创手术系列国产医疗设备应用示范研究"课题为例，在浙江省医联体建设的大背景下，提出构建基于医联体的微创外科区域联动服务模式。该服务模式是以省级医疗机构为核心的各医疗体系层级式分布的网络会诊体系，不仅能够有效衔接三甲医院、地市级医院、县级基层医疗单位各级全科医生和患

者家属，实现体系内医疗信息和医疗资源的共享，而且可以通过"区域联动"机制对医疗体系内的医疗工作者、医疗设备和患者群进行有序配置和分布，优化医疗资源配置，促进科学微创外科分级诊疗体系的建立。

新技术、新配置落地基层的关键在于提升基层人员的微创技术能力。因此，其重点是培训机制、方法的设计和落地。以"微创手术系列国产医疗设备应用示范研究"课题为例，通过建立微创外科国产创新医疗设备应用示范中心，由中心的资深专家示范应用国产医疗器械的微创肺段切除新技术，为基层医疗机构的国产医疗设备配置和使用方案提供技术支持。通过开展规模化、常态化的技术培训和模拟训练，建立"基层-中心-基层"的有序培训机制。通过"技术输送""人才下沉"和"名师培训"等多种创新医疗服务模式，为典型示范医院培养适应新医改模式、掌握新技术体系、链接区域核心医院的基层骨干医疗人员，为基于国产医疗设备的创新外科技术在基层的普及应用提供人才储备。同时，通过互联网教学平台和手术演示系统，培养标准化的基层骨干医疗人员，提高微创外科国产医疗设备在基层医疗机构的使用率及使用规范程度，改善微创手术的普及率和成功率。通过"网络会诊"和"区域联动"等机制，实时调度中心的科研与技术骨干帮扶基层试点医院应对复杂病例和突发创伤，灵活启动转诊机制，为国产创新医疗设备系统的基层应用推广提供可靠的技术支持和安全保障。

五、应用示范实施

在形成新技术、新配置、新服务模式后，还需制定应用示范方案，即首先通过试点运行，找出实施难点和不合理的地方，及时修正，在打通实施路径，形成完善的、可推广的应用示范模式后，再进行广泛的推广应用示范。以"微创手术系列国产医疗设备应用示范研究"课题为例，以浙江大学医学院附属第一医院为省级微创外科国产创新医疗设备应用示范中心，经过该中心专家的应用示范，不断优化完善基于国产医疗设备的微创肺段切除新技术与新配置方案。通过在浙江省内基层医疗机构建立应用示范研究基地，如宁波市北仑区人民医院、缙云县人民医院试点应用示范（见图6-2），收集基层医院对新技术和新配置在应用落地过程中遇到的问题、难点、建议及意见，持续优化完善区域联动服务模式。在路径完全走通后，再将这种微创肺段切除新技术、新配置和新服务模式向其他基层医疗机构广泛推广应用。

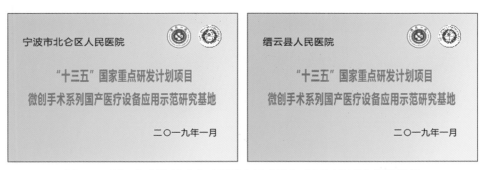

图6-2　浙江省内微创手术系列国产医疗设备应用示范研究基地举例

为了使应用示范真正落地，广泛辐射基层医疗机构，进而实现省内外互联互通，信息平台的构建必不可少。信息平台包括门户平台和业务平台，实现应用示范相关的各项功能，如新配置相关产品介绍、相关教学等。以"基于医疗'互联网＋'的国产医疗设备应用示范研究"项目为例，信息平台（www. medevice.pro）是整个项目的载体，也是连接各层级医疗机构、实现线上教学培训的枢纽。信息平台能够展示微创手术系列国产医疗设备应用示范情况及相关产品介绍（见图6-3和图6-4），并通过教学培训模块提供精准肺切除新技术手术教学等（见图6-5）。

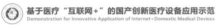

信息通知　　行业要闻　　应用示范　　示范进展　　设备监测　　应用监测　　产品目录

信息通知　　更多>>

- [2019.04.30]医工联体维护管理体系专家咨询会圆满完成
- [2019.03.29]国产医疗设备应用示范创新售后服务体系培训班（第一期）圆满召开
- [2019.03.29]国产医用设备应用示范创新售后服务体系基层培训会圆满举行
- [2019.03.23]"十三五"国家重点研发计划项目中期推进会顺利召开
- [2019.01.05]"国产医用设备应用示范创新售后服务体系研究"专家咨询会顺利...
- [2018.12.24]2018年宁波市医学会医学工程学术年会圆满召开
- [2018.11.23] 2018年度项目总结会议顺利召开

行业要闻　　更多>>

- 国家发展改革委员会办公厅关于印发《增强制造业核心竞争力 三年行动计划（2018-...
- 浙江省提出：全省采购国产医疗设备比例翻倍
- 中共中央办公厅 国务院办公厅印发《关于深化审评审批制度改革鼓励药品医疗...
- 国务院关于修改《医疗器械监督管理条例》的决定
- 浙江省卫生计生委关于印发2018年全省卫生计生工作要点的通知
- 浙江省财政厅 浙江省卫生和计划生育委员会关于全面推进基层医疗卫生机构补...
- 浙江省人民政府办公厅关于"精准对接精准服务"支持医疗器械产业提升发展的...

应用示范

微创手术应用示范　精准影像应用示范　远程病理应用示范　慢病管理应用示范　售后服务　绩效评价　教学培训应用示范

产品目录

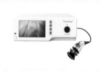 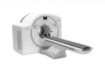 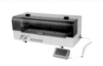 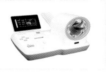

微创手术　　　　　　影像诊断　　　　　　远程病理　　　　　　慢病管理

关于我们
TEL: 0571-87236929　　E-mail: medevicepro@163.com
浙江大学医学院附属第一医院 浙ICP备05050873号-10

图6-3　"基于医疗'互联网＋'的国产医疗设备应用示范研究"项目应用示范信息平台门户网站

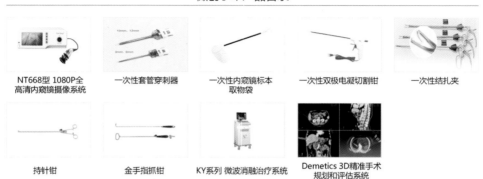

微创手术产品目录

NT668型 1080P全高清内窥镜摄像系统　　一次性套管穿刺器　　一次性内窥镜标本取物袋　　一次性双极电凝切割钳　　一次性结扎夹

持针钳　　　　金手指抓钳　　　KY系列 微波消融治疗系统　　Demetics 3D精准手术规划和评估系统

图6-4　信息平台展示的应用示范微创手术国产医疗设备

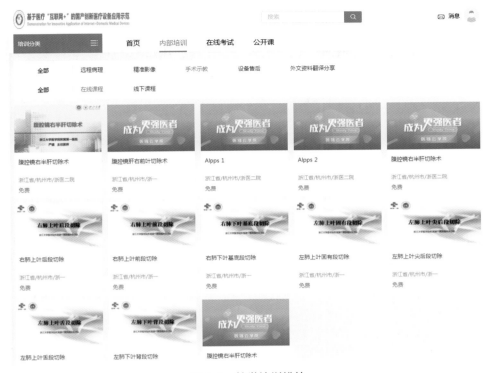

图6-5　教学培训模块

第三节　小　结

　　通过契合国家发展战略，结合当前医疗改革局势，以新型医疗服务体系为背景，建立基于国产医疗器械的新技术、新配置解决方案；以信息平台为支撑，同时构建可行性强的应用示范方案；最后通过应用示范将优秀国产医疗器械推广至基层医疗机构，并提升基层医疗机构的医疗技术水平。

　　本章主要以浙江大学医学院附属第一医院主持的"十三五"国家重点研发计划"基于医疗'互联网＋'的国产医疗设备应用示范研究"项目为例，以课题"微创手术系列国产医疗设备应用示范研究"实践经验为基础，介绍了一套微创手术系列国产医疗设备应用示范方法。

随着我国医疗改革的深入推进，依托医联体、医共体等新型医疗服务体系，以省级医疗机构优质医疗资源为基础，通过引领性使用以国产高清内窥镜系统为核心的系列微创手术系列医疗设备，建立适用于基层的、标准化的微创肺段切除新技术和配置方案，并通过手术示范、基层帮扶的方式将新技术和国产设备一起带下基层，通过信息平台实现线上线下协同教学培训，从而形成国产医疗设备产业与基层医疗机构医疗服务能力共同提升的新局面，且加强了国产医疗设备企业与医疗机构的紧密合作，打破信任屏障，能够从根本上促进国产企业优化产品质量、提升市场竞争力，并对分级诊疗体系建设、基层医疗机构服务水平提高有重要的价值。

（冯靖祎　孙　静）

◇参◇考◇文◇献◇

陈婧婧，蔡天智. 2014 年我国内窥镜产业发展分析[J]. 中国医疗器械信息，2015，(10): 16-21.

刘新华. 妇科内窥镜技术的临床应用浅谈[J]. 中国卫生产业，2014，16:196-196.

汪长岭，朱兴喜，黄亚萍，等. 内窥镜成像新技术原理及应用[J]. 中国医学装备，2018，15(4): 125-129.

张瑞娟，刘晴. 胶囊内窥镜产品发展现状综述[J]. 生物技术世界，2015，9: 221.

张雯雯，周正东，管绍林，等. 电子内窥镜的研究现状及发展趋势[J]. 中国医疗设备，2017，32(1): 93-98.

中国医疗器械行业协会. 医用内窥镜市场发展浅析[J]. 中国医疗器械信息，2013，2: 72-73.

中国医疗器械行业协会. 中国医疗器械行业数据. 2017.

附　录

已出版图书

本书涵盖了易于遵循的食管癌腔镜手术的步骤和技巧，是关于食管癌外科领域的综合性论著。作者在书中强调了开放手术与腔镜手术相似的手术理念和步骤，显著简化了从开放手术到腔镜手术的转变。此外，本书内容还包括对麻醉技巧的阐述、腔镜手术中切割闭合器的使用指导、腔镜手术中能量型器械的比较，以及对机器人手术的展望。作为食管癌微创手术的综合性专著，本书可作为肿瘤外科医师、胸腔镜外科医师和外科医师的必读读物。

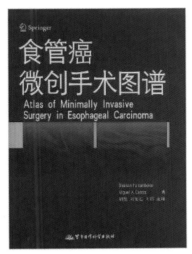

《食管癌微创手术图谱》

《食管癌营养治疗》一书全面、系统地介绍了食管癌术前、围手术期、术后营养治疗及相关护理知识，并涵盖了儿科食管疾病营养治疗的内容，同时结合当今的新理论、新技术和新知识，对食管癌营养治疗进行了深入的探讨。为了更直观地展示相关内容，本书还配备了食管癌营养治疗相关的手术操作视频等资料。

本书的编写集中了国内胸外科与营养学领域专家学者们丰富的临床经验和先进的诊疗理念，反映了食管癌营养治疗的最新研究进展，是一本集实用性和先进性为一体的食管癌营养治疗专著。

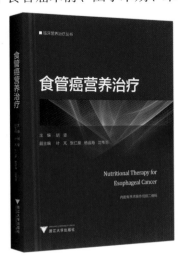

《食管癌营养治疗》

肺癌是目前全球死亡率最高的恶性肿瘤。其诊治涉及胸外科、肿瘤科、放疗科、医学影像科等多个学科，原先的单一学科治疗肺癌的模式已经难以适应新时代的肺癌诊治要求。目前，必须通过多学科诊治，方能提高肺癌的治疗效果。本书内容主要分为五个部分，即诊断新进展、早期非小细胞肺癌治疗新进展、局部晚期非小细胞肺癌治疗新进展、分子治疗进展、特定类型转移性非小细胞肺癌诊治进展。本书参考了最新发表或报道的肺癌外科微创治疗、放射治疗、化学治疗、靶向治疗、免疫治疗等领域的相关文献及有突破意义的临床研究。本书观点新颖、内容科学，力求全面展现肺癌诊治的最新面貌，符合肺癌专科医生的实际需求，是一本不可多得的专著。

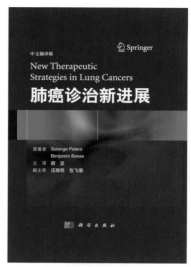

《肺癌诊治新进展》

国家科学技术部"十三五"国家重点研发计划

一、医用内窥镜评价体系的构建和应用研究

　　项目名称： 医用内窥镜评价体系的构建和应用研究

　　项目编号： 2017YFC0113500

　　项目首席： 胡坚

　　项目承担单位： 浙江大学医学院附属第一医院

　　项目参与单位： 四川大学华西医院、华中科技大学同济医学院附属协和医院、浙江省医疗器械检验研究院、同济大学附属上海市肺科医院、浙江大学、机械工业仪器仪表综合技术经济研究所

　　项目研究简介：

　　本项目从临床效果、临床功能及适用性、可靠性、技术性能、服务体系等方面建立科学、系统、适用的医用内窥镜标准化评价规范和评价体系，利用该评价体系，可以对所有主流国产及进口医用内窥镜系统开展评价。完成评价及培训体系文件、方法和工具的研究工作，形成需求分析报告、产品评价规范和产品评价报告。

　　通过本项目的研究，遴选出优秀的国产医用内窥镜产品，为临床使用提供参考，为国产医用内窥镜的研发、创新指明方向，以促进国产设备的改进和技术提升，提升其国际竞争力。通过对该项目成果的实施、推广，推动优秀国产医用内窥镜的普及应用，产生显著的经济效益和社会效益，最终促进国产医用设备的发展。

二、基于医疗"互联网＋"的国产创新医疗设备应用示范

项目名称：基于医疗"互联网＋"的国产创新医疗设备应用示范

项目编号：2017YFC0114100

项目首席：冯靖祎

项目承担单位：浙江大学医学院附属第一医院

项目参与单位：浙江大学医学院附属第一医院、浙江大学、浙江现代生物技术发展中心、宁夏医科大学总医院、浙江省人民医院、浙江大学医学院附属第二医院、浙江大学医学院附属儿童医院、宁波市第一医院、浙江医院、浙江大学医学院附属邵逸夫医院、浙江省肿瘤医院、宁波市临床病理诊断中心、浙江省公安边防总队医院、浙江省医学科技教育发展中心、宁波市北仑区人民医院、三门县人民医院、缙云县人民医院、淳安县第一人民医院、新昌县人民医院、中卫市人民医院、固原市原州区人民医院、隆德县人民医院、吴忠市红寺堡区人民医院、银川市第三人民医院、杭州师范大学、杭州卓健信息科技有限公司

项目研究简介：本项目通过建立与国产创新医疗设备应用示范相契合的分级诊疗、医联体、多点执业、全科医生等服务模式框架，构建信息技术支撑平台，创建新型售后服务体系，以智能化程度高、可推广性强的国产创新医疗设备产品为重点，以微创手术、慢性病管理为核心，以影像精准诊断、远程病理诊断为支撑，形成适用于基层和边防军事医疗机构的临床新配置、新技术、新服务模式解决方案。通过实施该项目，促进国产创新医疗器械产品的应用示范，使示范地区的国产医疗设备的市场占有率提高20%以上，并推动数字化、网络化、智能化升级覆盖1000家基层医疗机构，进而改善医疗卫生服务体系的公平性、可及性，提高医疗服务水平。

索　引

（按拼音字母排序）